Weise, kraftvoll und lebensfroh
durch die
WECHSELJAHRE

Weise, kraftvoll und lebensfroh durch die
WECHSELJAHRE

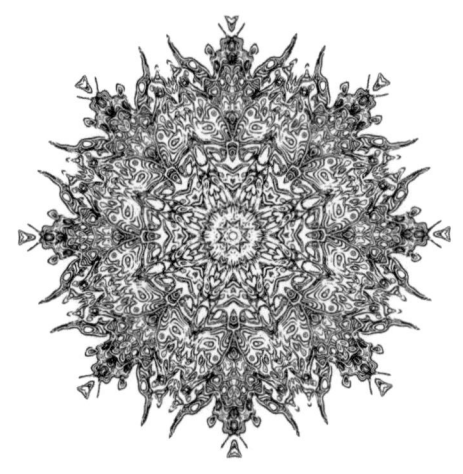

EINE SCHAMANISCHE SICHTWEISE

Razel Wolf und Karin Linnander

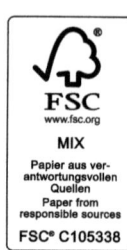

Copyright © 2021 Razel Wolf und Karin Linnander

ISBN 978-3-7407-8235-1

Alle Rechte vorbehalten.

Ohne das vorherige schriftliche Einverständnis der Autorinnen dürfen keine Auszüge des Buches in jeglicher Form reproduziert, in einem Datenabfragesystem gespeichert oder in irgendeiner Form übermittelt werden, sei es elektronisch, mechanisch, durch Tonaufzeichnung oder in anderer Form.

Übersetzung: Patricia Mangelsdorff

Umschlag und Layout: Thomas Pradel

TWENTYSIX
Eine Marke der Books on Demand GmbH
Herstellung und Verlag:
BoD – Books on Demand, Norderstedt

DIE AUTORINNEN

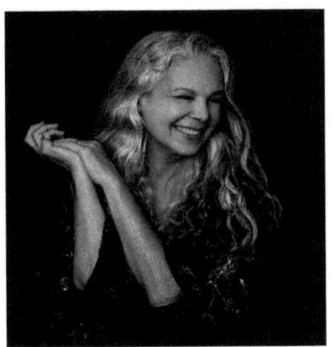

Razel Wolf

Razel Wolf wurde 1954 geboren und lebt im Wüstenhochland von Arizona. Vor 20 Jahren erlebte sie selbst den Wandel von einer blutenden zu einer nicht blutenden Frau. Seitdem leitet sie Seminare für Frauen zu diesem Thema, begleitet sie auf ihrem Weg und lernt dabei mit und von ihnen.

Razel bildet sich seit 30 Jahren auf schamanischen Wegen weiter, die uns Menschen dazu anleiten, uns wieder mit den uns umgebenden Welten der Pflanzen, Tiere, Steine, Menschen und spirituellen Kräfte zu verbinden. Mit ihren Einsichten und Methoden möchte sie Frauen dabei unterstützen, einengende Vorstellungen über die Menopause loszulassen und zu verändern.

Wir müssen uns heute nicht mehr verloren, unwissend und unglücklich fühlen in Bezug auf die Menopause. Wir können uns ganz einfach Wissen aneignen und dabei zu unserer Kraft finden. Die Menopause ist eine natürliche Phase im Leben jeder Frau und gibt uns die Chance, unseren Weg und unsere Teilhabe am Leben neu auszurichten. Dieses Buch lädt zum Lernen ein. Dann können wir die nächsten Kapitel unseres Lebens aufschlagen und die Weisheit und das Wunder unseres inneren Wissens mit anderen teilen.

Meine Vision: individuelle, natürliche, strahlende Menschen mit sich gegenseitig stärkenden Beziehungen zu allen Welten auf unserem Planeten. Letztendlich: Weiterentwicklung für alle.

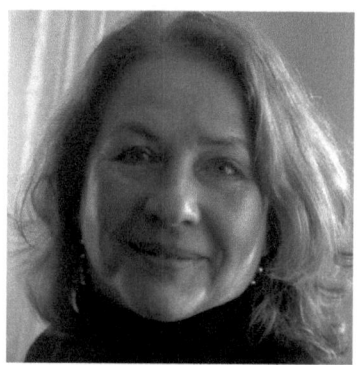

Karin Linnander

Karin Linnander wurde 1954 geboren und lebt in Frankfurt am Main. Seit fast 30 Jahren verfolgt sie einen spirituellen schamanischen Weg.

Mit 45, kurz nach dem Eintritt in die Menopause, entschied sie sich, einen Neustart zu wagen und sich dem Erforschen und Weitergeben von Übergangsriten zu widmen. So möchte sie die Wandlungsphasen im Leben ehren, die wir in der westlichen Welt aus den Augen verloren haben.

Sie studierte Psychologie und psychologische Beratung (M.A.) und arbeitete anschließend viele Jahre lang mit Mädchen zu ihrer ersten

Menstruation und ihrem Übergang zum Frausein. Der Schritt von dort zu Übergangsriten der Menopause war für Karin ganz natürlich: Denn genau wie für Mädchen mit ihrer ersten Menstruation öffnet sich auch hier ein ganz neuer Lebensabschnitt.

Die Zeit des Kindergebärens ist vorbei, und nun entstehen ganz neue Möglichkeiten. Wir können alte oder neue Träume mit Hilfe der inneren Kraft einer reifen Frau verwirklichen. Wenn wir erkennen, dass die Menopause keinen Verlust bedeutet, sondern den Beginn einer aufregenden neuen Phase, können wir uns tief entspannen und selbstbewusst durchs Leben gehen.

Meine Vision: Ich hoffe, dieses Buch kann dazu beitragen, dass wir Frauen in und nach der Menopause unsere eigene Würde erkennen und auch von der Gesellschaft mit Würde behandelt werden.

DANKSAGUNG

Unser Dank geht an all die Frauen, die im Januar 2019 zu einem Übergangsritus für die Menopause zusammenkamen. Ihr wart so hungrig auf stärkendes Wissen zur Menopause, dass wir entschieden, dieses Wissen mit einer breiteren Öffentlichkeit zu teilen.

Wir sind unseren Freundinnen Anne und Barb dankbar, dass sie uns ihre Geschichten mitteilten. Es sind inspirierende Beispiele dafür, wie wir durch diese wichtige Lebensphase hindurchsteuern können. Danke auch an Annette und Rhonda für ihre Worte über die Menopause als Übergang.

Unser herzlicher Dank gilt auch den mit uns befreundeten Künstlerinnen: Rhiannon Power, Anne Cart, Bex Creasey and Mel Cupitt boten uns großzügig ihre Arbeiten an, um unsere Bemühungen damit zu unterstützen.

Annette Corrigan war eine wunderbare Lektorin und machte den Text so viel besser lesbar. Vielen Dank!

Ein besonderer Dank geht an Janneke Koole, die für uns abklärte, dass wir das hier beschriebene Wissen des Deer Tribe einer breiteren Öffentlichkeit zugänglich machen dürfen.

Unsere Dankbarkeit und unser Respekt gelten all unseren Lehrerinnen und Lehrern und den weisen Frauen, die unser Lernen und Wachsen über viele Jahre unterstützt haben.

INHALT

Einführung	11
Die Menopause neu sehen und verstehen	13
Schamanische Sichtweisen aufs Leben	16
Übergangsriten	20
Was sind Übergangsriten?	20
Mondzyklen	21
Übergangsriten zu Lebensthemen	23
Phasen des Frauseins	25
Maiden – die junge Frau	26
Die Mutter	29
Die Großmutter oder Matriarchin	32
Crone – die weise Alte	34
Perimenopause	36
Was ist die Perimenopause?	36
Sinnvoll und schöpferisch mit der Perimenopause umgehen	36
Hormonproduktion und Erfahrungen vor, während und nach der Menopause	38
Hormone in der Perimenopause	38
Erfahrungen in der Perimenopause	40
Hormone und Erfahrungen rund um die Menopause	43
Hormone und Chancen in der Postmenopause	44
Spirituelle Aspekte der Menopause	45
Die Menopause als Übergang	45
Was wir jetzt zum Leben erwecken können	47
Wie wir die Menopause feiern können	51
Sex in den Wechseljahren und danach	54
Inspirierende Geschichten	56

Zeremonien gestalten	64
Wie wir uns mit der Natur verbinden	
und uns in Einklang mit ihr bringen – von Karin	64
Den letzten Mondzyklus ehren –	
eine schamanische Zeremonie – von Razel	67
Wie geht es weiter?	74
Bücher	77
Weitere Quellen	79
Abschließende Bemerkung von Karin und Razel	81

EINFÜHRUNG

Liebe Leserin, lieber Leser,

inzwischen gibt es viele gute Bücher und andere Medien über die Wechseljahre. Das Thema ist weit weniger versteckt, als es einmal war. In mancher Hinsicht verändert sich das Bewusstsein unserer Gesellschaft allmählich hin zu mehr Aufgeschlossenheit gegenüber dieser Lebensphase von Frauen.

Gleichzeitig empfinden viele Menschen nach wie vor Furcht und Widerstand gegenüber den Wechseljahren. Vorstellungen wie die, dass die Menopause das Ende der produktiven Jahre einer Frau sei und es nun ihr Schicksal ist, alt, unattraktiv und wertlos zu werden, sind noch immer weit verbreitet.

Nach unserer Erfahrung wissen viele Frauen immer noch zu wenig über die biologischen Veränderungen, die sie während der Wechseljahre durchmachen. Und viel zu wenige Frauen, so finden wir, haben ein positives Bild der Menopause – nämlich, dass sie ein natürlicher Prozess ist, der uns zur nächsten Lebensphase bringt und uns neue Möglichkeiten und Chancen gibt, unsere Kraft zu bündeln und uns für neue Freuden zu öffnen.

Meist gilt die Menopause immer noch als Beginn einer Talfahrt, die es mit allen Mitteln zu verhindern gilt. Das ist eine ziemlich ungute Art, mit einer natürlichen Lebensetappe umzugehen, die, wie ihr sehen werdet, viele Gaben und Geschenke für uns bereithält.

In diesem Buch nähern wir uns der Menopause als einem Übergang – einem Wandel von einer Lebensphase in eine andere. Sie kann ein sehr kraftvoller Abschnitt im Leben einer Frau sein, ein Entwicklungsschritt, der es verdient, gewürdigt und geehrt zu werden. Die Möglichkeiten und die Erfüllung, die die Wechseljahre mit sich bringen können, stehen für uns im Mittelpunkt.

Unser Wissen über Übergangsriten verdanken wir der Deer Tribe Metis Medicine Society – kurz: Deer Tribe. Dieser Verband setzt sich für einen spirituellen Weg ein, der Lehren, Zeremonien und Werkzeuge für unser Streben nach Wachstum bereithält.

Wir sind beide seit langem Lernende dieses Weges, der traditionelles, spirituelles und modernes Wissen über Menschen miteinander verbindet. Er umfasst einen reichen Fundus an Wissen und Zeremonien zu Übergangsriten. Razel ist eine erfahrene Lehrerin des Deer Tribe. Karins Schwerpunkt liegt auf der individuellen psychologischen Beratung und dem Lehren von Übergangsriten.

Dieses Buch soll keine Werbung für den Deer Tribe sein. Gleichwohl möchten wir das Erbe dieser Tradition würdigen und ehren, denn aus ihr stammt das spirituelle Wissen dieses Buches.

Zahlreiche Organisationen und Initiativen auf der ganzen Welt bemühen sich, sinnvolle Übergangsriten in unsere Gesellschaft zurückzubringen. Wir möchten euch ermutigen, euch diejenigen Ansätze zu suchen, die euch persönlich ansprechen – wo auch immer sie herkommen.

Das am besten gehütete Geheimnis ist dieses: Wir müssen uns nicht vor der Menopause fürchten. Wir dürfen uns auf sie freuen, denn sie kann viele Arten neuer Kreativität hervorbringen und uns Freude, Zufriedenheit und Sinn schenken.

Noch eine kurze Anmerkung: Mit diesem Büchlein möchten wir unseren Leserinnen eine freundliche und freundschaftliche Begleitung anbieten. Deswegen haben wir uns bei der persönlichen Ansprache für das „Du" entschieden, euer freundliches Einverständnis vorausgesetzt.

DIE MENOPAUSE
NEU SEHEN UND VERSTEHEN

Die Menopause bezeichnet die letzte Blutung der Frau. Da diese aber erst im Nachhinein bestimmt werden kann, gilt es nach jeder der langsam seltener werdenden Blutungen abzuwarten. Erst wenn eine Frau ein Jahr lang nicht mehr geblutet hat, lässt sich ihre letzte Blutung als Menopause festlegen. Ab dann spricht man von der Postmenopause.

Während sich die Menarche, die erste Blutung, ganz eindeutig bestimmen lässt, ist die Menopause also viel weniger greifbar. Über viele Monate hinweg befinden wir uns in einem Schwebezustand, einer Übergangsphase. Damit beginnt bereits das Geheimnisvolle dieser Lebensphase.

Viele Informationen zum Übergang von einer blutenden zu einer nicht blutenden Frau tragen einen Schleier der Negativität – sie schwächen uns Frauen. Die Werbung glorifiziert Jugendlichkeit und würdigt das Alter herab oder ignoriert es. Viele Kulturen haben vergessen, wie man den Älteren respektvoll und würdigend begegnet, und viele Ältere haben selber vergessen, welche Stärken sie besitzen und welche Geschenke sie weitergeben können.

Wenn Gesellschaften und Kulturen weiterhin den Wert einer Frau ausschließlich – oder vor allem oder unbewusst – im engen Sinn an ihrer Gebärfähigkeit messen, ist es kein Wunder, dass sie die Menopause mit Angst, Geringschätzung oder Desinteresse betrachten. Wenn produktiv zu sein gleichgesetzt wird mit der Fähigkeit, Kinder zu gebären, dann wird eine Frau von dem Zeitpunkt an, ab dem sie das nicht mehr kann, als unproduktiv abgestempelt.

Betrachten wir aber die Welt oder auch nur unsere Nachbarschaft, dann sehen wir deutlich: Eine Frau kann viel mehr, als leibliche Kinder zur Welt zu bringen. Und wenn wir sorgfältig genug hinsehen, glänzen inmitten all der Desinformation Juwelen der Wahrheit.

Niemand kann bestreiten, dass es viele weibliche Vorbilder für Stärke und Einfluss im Alter gibt. Das Wichtigste ist: Die Entwicklung vom Bluten über die Perimenopause bis hin zum Nicht-mehr-Bluten ist NATÜRLICH. Sie ist Teil eines göttlichen Plans. Viele Frauen glauben, dass sie nach der Menopause nicht mehr kreativ und nützlich sein können. In Wahrheit bedeutet diese Phase aber, neu geboren zu werden. Eine einflussreiche und schöpferische Zeit im Leben einer Frau – so und nicht anders ist sie gedacht.

Es ist wie mit den Kreisläufen der Natur. Nehmen wir das Beispiel eines Obstbaumes. Die Frucht eines reifen Baumes bringt einen Samen hervor, der vielleicht auf fruchtbaren Boden fällt, keimt und selber zum Baum wird. Schließlich bringt er seine eigenen Früchte hervor, deren Samen dann wieder zu neuen Bäumen werden können.

Wenn der Baum keine Früchte mehr trägt – hat seine Existenz dann keinen Sinn mehr? Nein! Er spendet Schatten, bietet anderen Lebewesen Nistplätze und Schutz, seine Wurzeln kommunizieren mit denen anderer Bäume, und schließlich kann auch sein Holz noch für Baumaterialien und andere Dinge verwendet werden, die eine lange Lebensdauer haben.

Viele Ansichten darüber, was es heißt, attraktiv, stark, einflussreich und wertvoll zu sein – und wem all das zusteht – engen uns ein. Wenn wir es uns erlauben, uns davon zu lösen, können wir uns der wachsenden Zahl von Frauen anschließen, die ihre Wechseljahre voller Entdeckungsfreude genießen. Wir sind in dieser Lebensphase dafür gedacht, genau das zu geben, was wir geben wollen. Wir sind dafür gedacht, unsere Einsichten und unsere hart verdiente Weisheit anderen anzubieten, zu leuchten und ganz und gar wir selbst zu sein.

Schauen wir uns einige andere Informationen an, um das Bild der Postmenopause als eine Zeit der Stärke abzurunden und zu untermauern. Beginnen wir damit, wie schamanische Traditionen die Lebensphasen wahrnehmen – Sichtweisen, die unserer Erde und ihren Zyklen nah sind.

SCHAMANISCHE SICHTWEISEN AUFS LEBEN

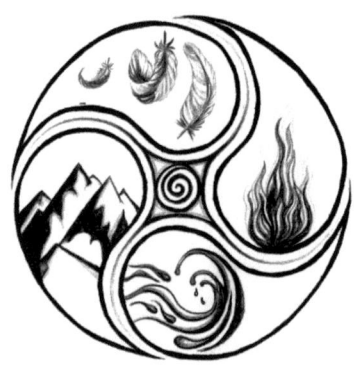

Die Elemente
von Mel Cupitt

Wir verwenden den Begriff schamanisch für eine Haltung der Achtsamkeit und der Bewusstheit gegenüber allem, was uns umgibt. Diese Haltung geht davon aus, dass wir mit allem um uns herum verbunden sind und kommunizieren. Unsere Umwelt umfasst in dieser Sichtweise vier Bereiche: den der Menschen, der Pflanzen, der Tiere und der Mineralien. Sehr wichtig ist, dass auch die spirituelle Welt und der schöne Planet, auf dem wir leben – Großmutter Erde –, dazu gehören.

Einige der Herausforderungen, mit denen wir im 21. Jahrhundert konfrontiert sind, haben ihre Wurzeln in unserem Lebensstil. Viele von uns leben isoliert von den Welten um uns herum. Wir fahren in Metallkästen durch die Gegend, abgeschnitten von der Umwelt draußen. Vielleicht flüchten wir auch vor dem Regen und jammern darüber, dass er uns die Frisur zerstört. Für manche von uns besteht unsere stärkste

Verbindung zur Welt der Mineralien in dem Straßenbelag, auf dem wir fahren – oder in den Steinen in unserem Schmuck. Pflanzen kommen wir womöglich nur noch nahe, wenn wir zum Geburtstag Schnittblumen bekommen oder durchs Fenster auf einen Baum an der Straße blicken. Gärtnern liegt zwar im Trend, und manche Menschen haben wieder angefangen, selber Gemüse und Kräuter anzubauen. Aber viele von uns haben schon lange nicht mehr in der Erde gewühlt. Falls wir Fleisch essen: Welche Verbindung haben wir noch zu seinem Ursprung? Vielleicht haben wir Haustiere – aber nehmen wir wirklich Rücksicht auf die Tiere auf unserem Planeten? Viele Tiere werden immer weiter aus ihren angestammten Lebensbereichen verdrängt und wir können sie womöglich nur noch im Zoo oder im Internet sehen.

Mit Hilfe unserer Medien können wir mit wenig physischem Kontakt zu unseren Mitmenschen auskommen – reden, uns treffen, das Leben miteinander teilen. Dieses Buch geht 2021 in Druck, in einer Zeit also, in der aufgrund der Corona-Pandemie physischer Abstand das Gebot der Stunde ist. Für einige von uns hat sich die Trennung von der Welt anderer Menschen damit noch verstärkt. Anderen hat die Situation die Chance gegeben, die Verbindung mit den Menschen in ihrer unmittelbaren Umgebung zu intensivieren und zu stärken.

Wenn wir nicht mit der Natur, mit den Jahreszeiten und den Welten von Großmutter Erde verbunden sind – denen der Pflanzen, Tiere und Mineralien –, schneiden wir uns ab vom Zugang zu reichen Quellen der Weisheit und der Orientierung.

Als Menschen teilen wir uns die prachtvolle Bühne des Lebens auf Großmutter Erde mit all unseren Mitgeschöpfen. Wir alle sind miteinander verbunden, und die anderen Geschöpfe der Natur können uns etwas über unsere eigene Natur lehren. Der Obstbaum beklagt sich nicht über die späteren Tage seines Daseins, in denen sich seine Rolle im großen Plan des Lebens verändert. Wir Menschen tun das allerdings oft. Wir sind unglaublich fixiert auf die Jugend als einzig wertvolle Lebensphase. Treten wir aber einen Schritt zurück und schauen aus einem weiteren Blickwinkel, dann erkennen wir, dass die Übergänge und Wandlungen unseres Lebens unsere Rolle im größeren Zusammenhang der Dinge verändern, dass das aber keinen Einfluss auf unseren Wert als Menschen hat.

Wir singen gerne Loblieder auf die Geburt, die Jugend und einen gewissen Grad an Reife. Gegen das Altern wehren wir uns aber oft; es erscheint uns als etwas Negatives. Sich gegen die Veränderungen des Älterwerdens zu wehren ist allerdings vergeblich. Wandel lässt sich nicht vermeiden. Wir alle wissen das.

In unserer Kultur tendieren wir auch dazu, den Tod zu verdrängen oder nicht wahrhaben zu wollen. Wir sehen ihn als „das Ende". In Wirklichkeit ist er aber nur die nächste Etappe in der Spirale des Lebens, ein weiterer Bestandteil des großen Ganzen. In vielen modernen Kulturen erhalten die Menschen allerdings kaum noch das Wissen und die Unterstützung, die sie bräuchten, um das zu verstehen.

Schamanische Denkweisen lehren uns, dass Leben, Tod und Wandel alle gleichermaßen wichtig und wertvoll sind. Dieses Denken kann uns helfen, Leben, Tod und Wandel so zu erfahren, dass wir das Leben und seine Möglichkeiten voll ausschöpfen können.

Schamanische Wege würdigen, dass jedes Alter und jede Lebensphase uns etwas zu lehren hat. Empfängnis, Geburt, Kindheit und Pubertät, das frühe und später das reife Erwachsensein und das Alter – jede Phase hat ihre eigenen Zeiten des Lernens und ihre eigenen Bedürfnisse.

Jede Lebensphase ist wertvoll – aber keine ist wertvoller als die auf sie folgende. Unsere übertriebene Ausrichtung auf die Zeiten der Jugend bringt uns dazu, dem Altern die Schuld für unsere Unzufriedenheit zu geben. Die Menopause wird in dieser unglücklichen und schwächenden Sicht zum Sündenbock gemacht.

In der schamanischen Welt ehrt man die alternde Frau für ihre Lebenserfahrungen und die Weisheit, die sie dadurch erworben hat. Man bittet sie darum, ihr Wissen mit all denen zu teilen, die lernen möchten und davon profitieren können.

ÜBERGANGSRITEN

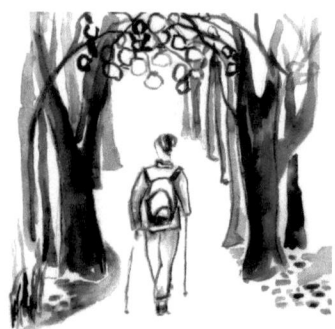

Die Reise
von Anne Cart

Was sind Übergangsriten?

Wandel ist ein wichtiger Bestandteil des Lebens. Zu leben bedeutet, sich zu verändern.

Übergangsriten sind Zeremonien, Rituale und Feiern, die das Ende einer Lebensphase und den Beginn der nächsten markieren.

Auch in westlichen Kulturen kennen die meisten Menschen traditionelle Übergangsriten bei wichtigen Veränderungen im Leben. Ein Beispiel dafür ist die Taufe nach der Geburt eines Kindes, die in vielen Religionen üblich ist. Den Übergang vom Kindes- zum Jugendalter feiern z.B. Juden mit der Bar-Mitzvah und evangelische Christen mit der Konfirmation. Beim Schulabschluss ehren wir junge Menschen mit Zeremonien und Feierlichkeiten. Auch Hochzeiten und Beerdigungen sind Übergangsriten für wichtige Momente im Leben.

Viele ursprüngliche Kulturen kennen seit Jahrtausenden Übergangsriten, mit denen sie Veränderungen im Leben hervorheben und feiern. Das wesentliche Muster dieser Zeremonien ist in stabilen traditionellen Kulturen auf der ganzen Welt über lange Zeiträume gleichgeblieben. Dazu gehören immer bestimmte rituelle Schritte, die dazu dienen sollen, innere Stärke zu finden, Altes und Vertrautes loszulassen, der Zukunft absichtsvoll zu begegnen und bewusst durch die Phasen des Wandels, der Integration und Reifung zu reisen.

Mit Hilfe von Übergangsriten können wir Vergangenes abschließen und in ein neues Selbstbild und eine neue Rolle im Leben hineingeboren werden. Würdigt und bezeugt die Gemeinschaft das Übergangsritual eines Menschen, kann er dadurch erfahren, wer er ist und welchen Platz er im Leben und in seiner unmittelbaren Gruppe einnimmt.

Übergangsriten unterteilen die gesamte Lebensreise eines reifenden Menschen, von der Geburt über das Leben als Erwachsene oder Erwachsener bis hin zum Tod. Die Menopause ist ein wichtiger Wendepunkt im Leben von Frauen – aber wir hören selten, dass sie als Übergangsritus begangen und als Lebensphase geehrt und gefeiert wird.

Mondzyklen

Im Deer Tribe geht man von einer ganz bestimmten Reihe von Übergangsriten auf der Lebensreise eines Menschen aus: den Mondzyklen. In dieser Ordnung dauert jeder Lebenszyklus 27 Jahre.

Der Große Südmond umfasst Kindheit und Jugend bis ins junge Erwachsenenalter, also von der Geburt bis zum Alter von 27 Jahren. Daran schließt sich der Große Westmond für das Alter von 27 bis 54 an. Der Große Nordmond bezieht sich auf die Lebensjahre von 54 bis 81. Der Große Ostmond kreist bis zum 108. Lebensjahr, was bei uns bereits als sehr alt gilt. Der Große Zentrumsmond geht über die normalerweise angenommene Lebenserwartung hinaus, doch ein Ältester oder weiser Mensch kann bis zu 135 Jahre alt werden.

Viele Menschen erreichen heute ein Alter von Mitte Achtzig; tatsächlich können Menschen aber länger leben. Hier ein paar Beispiele von Frauen, deren Leben lang und produktiv war:

Die Französin Jeanne Calment (1875 bis 1997) wurde 122 und hatte damit die bis heute längste dokumentierte Lebensdauer.

Queen Elizabeth II., geboren 1926, ist immer noch bei guter Gesundheit und erfüllt weiterhin ihre königlichen Pflichten.

Ruth Bader Ginsburg, Richterin am Obersten Gerichtshof der USA, arbeitete bis zu ihrem Tod im September 2020 im Alter von 87 Jahren aktiv in ihrem Beruf.

Daphne Selfe ist das älteste Model der Welt. Sie wurde 1928 geboren und sagte mit 90: „Ich gehe nicht in Rente."

Die Lehren von den Mondzyklen erlauben es uns, unser Potential als Menschen auf eine viel breitere und tiefere Weise zu verstehen. Sie weisen uns auf weitergehende Möglichkeiten hin, die sich durch unsere Weiterentwicklung im Verlauf der Jahre ergeben.

Für den Großen Südmond von der Geburt bis zum Alter von 27 Jahren gibt es eine Abfolge von ungefähr 20 Übergangsriten, zunächst für die Eltern, um ihr heranwachsendes Kind zu unterstützen, dann für den jungen Menschen auf seinem Weg durch die Pubertät bis ins Erwachsenenalter.

Für die darauffolgenden Mondzyklen des Großen Westens, Nordens, Ostens und Zentrums gibt es jeweils eine Folge von vier Übergangsriten. Sie markieren die wichtigen Momente in jedem der Abschnitte und helfen uns dabei, mit den besonderen Anforderungen umzugehen, die jede Phase mit sich bringt.

Mehr Informationen zu den Mondzyklen und Übergangsriten findet ihr in den Büchern von *Hyemeyohsts Storm* (vollständige Angaben dazu in der Literaturliste).

Übergangsriten zu Lebensthemen

Jede Lebensreise ist einzigartig. Wir alle machen Erfahrungen, die großen Einfluss auf uns haben. Sie verändern unsere Haltung, unser Verhalten oder auch unseren Gesundheitszustand. Diese „Traummarker", wie wir im Deer Tribe sie nennen, sind wie Leuchtfeuer, denen wir uns zuwenden müssen. Sie verdienen unsere Aufmerksamkeit und Anerkennung.

Wie kannst du dir solche wichtigen Erfahrungen in deinem Leben bewusst machen und sie würdigen? Hier sind einige Bereiche, denen du dich zuwenden kannst, wenn du möchtest.

Bewusste Elternschaft

In unserer modernen Kultur wird kaum über bewusste Empfängnis und Elternschaft nachgedacht. Doch es gibt Rituale, die Paare unterstützen, wenn sie sich für ein Kind entscheiden, und die ihnen dabei helfen, es in ihre Beziehung aufzunehmen. Sie können sich auch darüber austauschen, wie sie Elternschaft sehen und was sie für sie bedeutet, bevor sie ein Kind in ihrer Mitte haben werden. Sie können die wichtige Frage miteinander durchsprechen, wie sie einzeln und zusammen damit umgehen möchten.

Absichtsvolle Beziehungen

Wie steht es damit, Beziehungen absichtsvoll zu gestalten? Ob zwischen Eltern und Kind, Lehrer*in und Schüler*in, Partner*innen oder Freund*innen – jede unserer Beziehungen ist ein Schlüssel zum Lernen und zur Entwicklung. Wir alle können in Beziehungen wachsen. So werden sie zu Orten gegenseitiger Stärkung und helfen uns entscheidend dabei, in Harmonie zu leben.

Verlust und Trauma

Verluste, Traumata und große Veränderungen gehören für uns alle zum Leben. Wir können uns sorgfältig anschauen, wie wir nach solchen Ereignissen unser inneres Gleichgewicht wiederfinden. Wenn wir darauf achten, können wir danach froh, stabil und harmonisch weiterleben. Unsere Partner*innen, Freund*innen und unsere Familie werden unsere Bemühungen zu schätzen wissen.

Tod und Sterben

Tod und Sterben gehören zum Leben. Wir alle begegnen dem Tod, wenn ein geliebter Mensch stirbt. Genauso sind wir irgendwann mit unserem eigenen Tod konfrontiert. Wir können den Tod auf neue Weise verstehen: als einen Schritt in einem fortwährenden Kreislauf, als natürlichen Bestandteil des Lebens. Es ist wichtig, unsere eigene Art des Trauerns zu finden, wenn wir einen geliebten Menschen verlieren. Wir können auch sterbende Menschen dabei unterstützen, ihren eigenen und für sie selbst stärkenden Weg des Übergangs zu finden, wenn sie ihren physischen Körper verlassen.

PHASEN DES FRAUSEINS

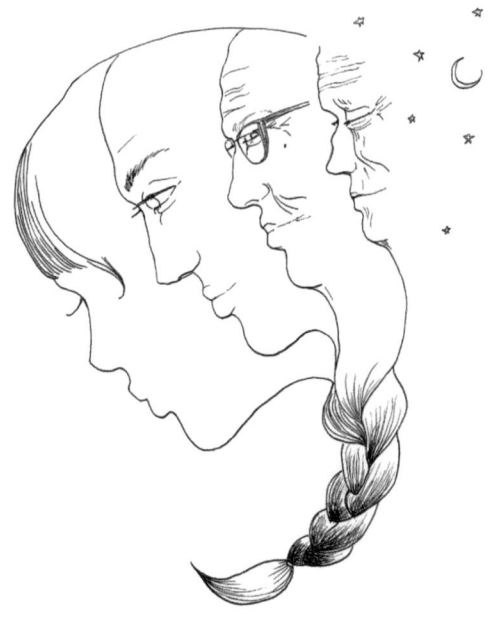

Die vier Phasen des Frauseins
von Rhiannon Power

Nach diesem kurzen Überblick zum Thema Übergangsriten wollen wir uns nun die Menopause aus dieser Perspektive ansehen. Dafür werfen wir zuerst einen Blick auf die Phasen des Frauseins: die der jungen Frau, der Mutter, der Großmutter oder Matriarchin und der weisen Alten.

Maiden – die junge Frau

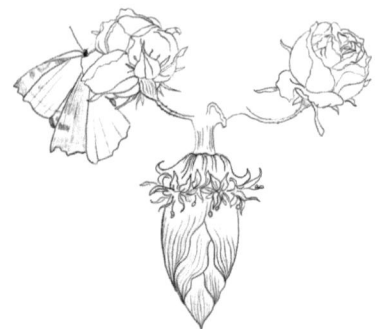

Blühende Eierstöcke
von Rhiannon Power

Der englische Begriff *Maiden*[1] bezieht sich auf die Zeit nach unserer ersten Blutung, der ersten Mondzeit. Das ist der Moment, in dem wir vom Kind zu einer jungen Frau werden, die menschliches Leben empfangen und zur Welt bringen kann. Für die sehr junge Frau ist das eine Phase, in der sie erforscht, wer sie eigentlich ist, in der sie ihre Kreativität ausprobiert und sich allmählich mit ihrem Körper und dessen Rhythmen vertraut macht. Sie beginnt auch, das Vergnügen und die Geheimnisse ihrer Sexualität und Fruchtbarkeit zu entdecken. Wenn eine junge Frau in dieser Zeit einen natürlichen Zugang zu sich selber hat, öffnet sie alle Herzen um sich herum.

---

1 Die genaue Übersetzung des englischen Begriffs *Maiden* wäre *Maid* oder *Jungfrau*, was in unseren Ohren allerdings sehr altmodisch klingt. Gemeint ist die Übergangszeit vom Mädchen zur Frau. So benennen wir es auch im Text und sprechen von der jungen oder auch von der sehr jungen Frau.

Wir sind zart und empfindlich in dieser Phase, wollen uns gleichzeitig aber auch entfalten und die Welt entdecken. Im Allgemeinen versäumen wir es in unserer Kultur, jungen Frauen ein vollständiges Wissen über die großen Veränderungen mitzugeben, die sie nun erleben, und wir bestärken und ermutigen sie zu wenig. Dabei könnten wir den jungen Frauen in unserem Leben auf vielfache Weise dabei helfen, die Zeit ihres Erblühens zu verstehen und wertzuschätzen. Hier ein paar Beispiele dafür, wie andere Kulturen die erste Blutung feiern.

- Wenn in Japan ein Mädchen die erste Blutung erlebt, gratuliert ihr ihre Familie und beschenkt sie. Ihr zu Ehren wird *O-Sekihan* zubereitet, ein besonderes Reisgericht. Der Reis ist rot gefärbt, und es gibt ihn nur zu besonders festlichen Anlässen. Der Tisch wird symbolisch mit roten Blüten und kandierten roten Äpfeln geschmückt.
- Im heutigen Kambodscha gibt es noch den Brauch, einer jungen Frau zu ihrer ersten Menstruation einen *Mondbaum* zu schenken: einen Bananenbaum, dessen Früchte von nun an für sie allein bestimmt sind.
- In Sri Lanka erstellt man für den ersten *Tag der Tage* der Tochter u.a. ein Horoskop.
- Navajostämme feiern die erste Blutung eines Mädchens mit einer aufwendigen und wohldurchdachten viertägigen Feier von Familie und Gemeinschaft, der *Kinaalda*. Die Rituale dieses Festes umfassen symbolische Tänze, Reinigungsrituale, körperliche Aktivitäten wie Rennen und einen besonderen Kuchen, den *Alkaan*.

Sind wir schon älter, dann haben wir wahrscheinlich als junge Frauen wenig Vorbereitung und Unterstützung für den wichtigen Wandlungsprozess der Menarche erfahren – und gefeiert wurden wir auch nicht. Aber auch dann ist es nicht zu spät für uns. Wir können uns selber nachträglich stärken, indem wir uns Zeit und Raum dafür nehmen, die junge Frau in uns selber zu nähren und zu fördern. Das kann uns die Grundlage dafür geben, unsere späteren Lebensphasen im Besitz unserer vollen Kraft und Stärke zu leben.

Vielleicht möchtest du dir etwas Zeit dafür nehmen, deine eigene *Maiden* – die junge Frau in deinem Inneren – zu nähren und zu fördern. Hier sind ein paar Vorschläge:

- Wenn möglich, finde ein Foto von dir selber als junger Frau in der Zeit deiner ersten Blutung. Sorge für eine angenehme Umgebung und für Ruhe. Nimm dir Zeit dafür, dich in das Wesen hineinzuversetzen, das du damals warst. Was waren deine Träume und deine Ängste, was hast du unternommen und wie fühltest du dich als fruchtbare junge Frau?
- Was war das Wichtigste, das du in dieser Zeit gelernt hast?
- Sprich als jetzt erwachsene Frau mit der jungen Frau von damals. Lerne von ihr. Wenn möglich, beantworte ihre noch unbeantworteten Fragen. Wenn du die Antworten nicht kennst, sag ihr, dass du sie finden wirst, und teile mit ihr, was du bei der Suche nach den Antworten herausgefunden hast.

Die Mutter

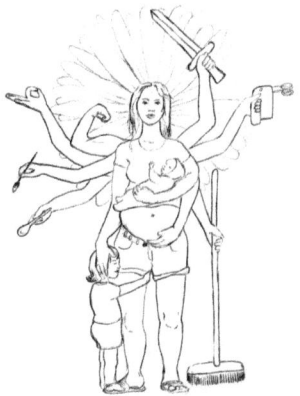

Muttergöttin
von Rhiannon Power

Als *Maiden* sind wir körperlich in der Lage, ein Kind zu gebären. Aber wir erkennen auch, dass es klug ist, erst dann Mutter zu werden, wenn wir emotional, physisch und mental reifer sind als in den frühen Jahren unseres Menstruationszyklus.

Als Mutter wissen wir, dass wir verantwortlich sind für das Leben eines anderen Menschen. Die Bedürfnisse unseres Kindes oder unserer Kinder stehen vor unseren eigenen. Wir übernehmen die Verpflichtung, die Wesen, die wir auf die Welt gebracht haben, vollständig zu nähren. Wir werden zu ihrem Zuhause.

Manche Frauen sind auf ganz natürliche Weise und aus sich selbst heraus hervorragende Mütter. Sie finden viel Liebe, Freude und Erfüllung in dieser Lebensphase.

Razel: Meine eigene Mutter war so eine Frau. Ich konnte mir nie vorstellen, dass diese Rolle wirklich Freude machen kann. Aber sie erzählte mir voll Überzeugung, dass sie ihre besten und schönsten Jahre hatte, als wir Kinder zu Hause lebten und sie sich unserer Entwicklung und Erziehung widmen konnte. Ich war mir sicher, dass sie das nur sagte, um mir einen Gefallen zu tun. Aber sie bestand sehr nachdrücklich darauf, dass das ihre Wahrheit war! Und die Heftigkeit, mit der sie darauf bestand, überzeugte mich – und sie zeigte mir gleichzeitig auch, dass ich da anders bin.

Andere Frauen werden aus Pflichtgefühl Mutter oder weil sie es brauchen, um eine Identität zu finden.

Hormonell sind zwar alle Frauen dazu in der Lage, ein Kind zu nähren – aber nicht allen entspricht diese Rolle aus ihrem natürlichen Wesen heraus. Das ist keine Schande. Es ist wichtig, uns selber gut zu kennen und herauszufinden, ob diese Rolle wirklich zu uns passt oder ob wir sie nur einnehmen, um der Programmierung durch die Gesellschaft oder unsere Familie zu entsprechen.

Frauen können auch die Rolle einer Mutter für Projekte oder Unternehmen einnehmen oder Lehrerinnen werden. Das alles erfordert ähnliche Qualitäten wie die, sich um ein eigenes Kind zu kümmern – Zuwendung, Sorgfalt, Verlässlichkeit und Einsatz. Doch diese Rolle lässt sich irgendwann auch wieder beenden. Haben wir uns aber für ein Kind entschieden, dann bleibt uns diese Aufgabe unser Leben lang erhalten.

Razel: Bei einem Workshop am Muttertag versammelte ich die ca. 60 Teilnehmerinnen in einem großen Kreis im Gras. Ich bat alle Mütter von Kindern, in der Mitte einen eigenen Kreis zu bilden, während wir anderen uns um sie herum versammelten. Wir sangen ein schönes Lied der Liebe und Wertschätzung für sie. Eine der Mütter von erwachsenen Kindern kam danach mit Tränen in den Augen zu mir und sagte: „Es war der schönste Muttertag, den ich je erlebt habe. Ich fühlte mich so sehr gewürdigt."

Hier ein paar Fragen, die du dir selber stellen kannst: Auf welche Weise warst du in deinem Leben Mutter? Wen oder was hast du empfangen, dich darum gekümmert und zur Reife herangezogen? Wie fühlst du dich als Mutter? Was ist das Wichtigste, das du als Mutter gelernt hast?

Die Großmutter oder Matriarchin

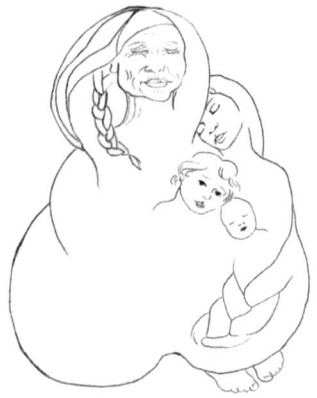

Matriarchin
von Rhiannon Power

Die Lebensphase der Großmutter beginnt mit der Menopause. Sie ist nun nicht mehr aktiv Gebärende, sondern wird zur Hüterin, Begleiterin und Mentorin für ihre Kinder, Enkel und die Gemeinschaft, in der sie wirkt. Sie ist verantwortlich für die Weitergabe von Weisheit und weiblichem Wissen von einer Generation an die nächste.

Von einer Matriarchin sprechen wir dann, wenn die Frau in dieser Zeit eine führende Stellung in ihrer (Groß-)Familie oder im Stamm einnimmt. Rose Kennedy zum Beispiel lebte ein langes Leben als Wohltäterin und Oberhaupt ihrer Familie und war die Mutter eines amerikanischen Präsidenten und zweier Senatoren. Matriarchinnen können ihren Einfluss auch über ihre Familie hinaus in die Gemeinschaft und die Gesellschaft ausdehnen. So waren zum Beispiel die beiden Pionierinnen der Tanzwelt, Isadora Duncan, die Mutter des modernen Ausdruckstanzes, und Gabrielle Roth, die Begründerin der Fünf Rhythmen,

Matriarchinnen mit großer Wirkung. Beide Frauen scharten ihre eigenen „Familien" von Tänzer*innen eng um sich. Gleichzeitig beeinflussten sie unzählige Tänzer*innen auf der ganzen Welt und gaben ihre Visionen an die nächsten Generationen von Künstler*innen wie auch an ihr Publikum weiter.

Heute, da Frauen mehr Anerkennung für ihre Leistungen und Erfolge erhalten, wollen auch viele von uns in diesem erweiterten Sinn des Wortes Einfluss ausüben und als Matriarchinnen in die Welt hineinwirken.

Die Matriarchin ist eine respektierte und gefragte Frau. Sie weiß, was ihre Aufgaben sind, und bezieht die Stärke dafür aus ihrem Schoß. Die Fähigkeit zu gebären kann sie nach der Menopause kreativ und schöpferisch auf all die Dinge übertragen, die sie für sich selbst, ihr Umfeld oder die Gesellschaft tun will.

Crone – die weise Alte

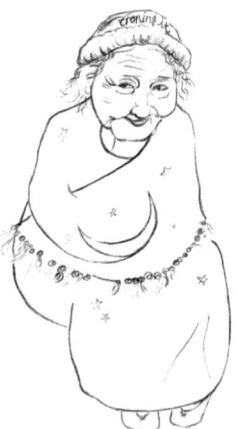

Die weise Alte
von Rhiannon Power

Die meisten von uns sind mit dem Bild der alten Frau aufgewachsen, wie es uns von Märchen vermittelt wird: Sie ist hässlich, bestenfalls unangenehm, schlimmstenfalls böse und oft eine Hexe, die den Menschen Übles will.

Doch diese alte und beschränkte Sichtweise hat sich in jüngster Zeit verändert. Wir befinden uns in einer neuen Ära der Weiblichkeit auf unserem Planeten. Frauen unserer Zeit haben die Chance, die Schönheit, Stärke und Einflusskraft des Alters zu entdecken.

Die Alte ist die archetypische Gestalt der weisen Frau. Manchmal kann ihre Weisheit sogar ihren Ursprung in ihrer magischen Kraft haben, mit der sie anderen bei ihrer Suche im Leben hilft.

Die weise Alte ist dem Tod nahe und kann den Schleier wahrnehmen, der Leben und Tod scheinbar trennt. Das verändert ihre Sicht auf ihr Leben: Sie tanzt mit ganzer Kraft auf ihr Lebensende zu – und entschließt sich, dem Tod kraftvoll zu begegnen.

Wie werden wir diese wunderbare Phase der Weiblichkeit nun weiterentwickeln?

PERIMENOPAUSE

Was ist die Perimenopause?

Die Silbe Peri bedeutet „in etwa" oder „ungefähr". Die Perimenopause ist jene Zeit vor der Menopause, in der die Hormon- und Blutungszyklen im Körper einer Frau allmählich unregelmäßig werden. Es ist eine Übergangsphase, in der der hormonelle Zyklus zunehmenden Schwankungen unterliegt und der Eisprung nicht mehr so vorhersehbar ist.

Jede Frau macht in der Perimenopause ihre eigenen Erfahrungen. Empfindungen, Stimmungen und Symptome können sich von Woche zu Woche oder von Jahr zu Jahr verändern.

Die Dauer der Perimenopause kann sehr unterschiedlich sein. Bei manchen Frauen ist diese Übergangsphase relativ kurz, z.B. etwa ein Jahr, bei anderen dauert sie 10 bis 15 Jahre. Keine Reise durch diese Zeit ist wie die andere.

Sinnvoll und schöpferisch mit der Perimenopause umgehen

In schamanischen Kulturen gilt der Planet, auf dem wir leben, von seinem Wesen her als weiblich. Es gibt viele sehr gute Bücher über die Unterschiede zwischen weiblichen und männlichen Energien.

Für unsere Zwecke bleiben wir bei einigen wenigen Aspekten weiblicher Energie hinsichtlich unseres Planeten, Großmutter Erde: empfänglich und schöpferisch, auf die Innenwelt bezogen, wandelbar, in der Lage, Leben zu erschaffen, nährend.

Männliche Energien verbinden schamanische Kulturen oft mit Großvater Sonne. Sie werden als kreativ, begreifend und erfassend, auf die Außenwelt bezogen, Leben versprühend und tatkräftig beschrieben.

Unabhängig vom Geschlecht ihres physischen Körpers tragen alle Menschen sowohl weibliche als auch männliche Energien in sich.

Wir können unseren Weg hin zu einer Balance zwischen dem Weiblichen und dem Männlichen mit einem positiven und neugierigen Blick auf die Perimenopause fortsetzen. In der Perimenopause stellt sich unsere Hormonproduktion um, und in uns geschehen Veränderungen. Deswegen ist sie eine gute Zeit, sich den Raum zum Innehalten und Nachdenken über einige Fragen zu nehmen: Sind meine aktive Energie und meine innere Reflexion im Gleichgewicht? Wie ist die Balance zwischen meinem Ein- und meinem Ausatmen?

Stille Zeiten, in denen wir in uns gehen und mehr Balance zulassen, können jetzt unser Selbstwertgefühl stärken. Wenn wir unseren Wert erkennen und die innere Balance zwischen weiblichen und männlichen Energien vertiefen, können wir auch über die Jahre unserer Blutung hinaus Wundervolles „gebären" – und dürfen uns dafür auch auf neue Weise wertschätzen. Die Perimenopause kann dann eine Vorbereitung auf unser verbleibendes schöpferisches Leben sein.

In dem Kapitel darüber, wie du deine eigenen Zeremonien gestalten kannst, gibt es Anregungen für ein schönes Ritual, das wir *Die Ehrung des letzten Mondzyklus* nennen. Du kannst es durchführen, wenn deine monatlichen Blutungen aufgehört haben – egal, wie kurz oder lang das her sein mag. Es ist eine wunderbare Möglichkeit, die Zeit der Perimenopause auf schöne und würdigende Weise abzuschließen. Dazu bist du herzlich eingeladen!

HORMONPRODUKTION UND ERFAHRUNGEN VOR, WÄHREND UND NACH DER MENOPAUSE

Die Grafik rechts zeigt, wie das Muster der Hormonproduktion sich von den Jahren der Gebärfähigkeit über die Perimenopause und die Menopause bis in die Zeit danach verändert. Betrachtet wird dabei jeweils ein Zeitraum von sechs Monaten.

Während der Zeit unserer regelmäßigen Blutungen wiederholt sich stets der monatliche Hormonzyklus. So entsteht viel Bewegung. Als blutende Frauen gewöhnen wir uns an diese Schwankungen und kennen unsere persönlichen Reaktionen auf die hormonellen Veränderungen innerhalb dieser vier Wochen.

Hormone in der Perimenopause

Die hormonellen Veränderungen der Perimenopause beginnen oft mit Anfang 40, können aber auch schon mit Mitte 30 oder erst ab 50 auftreten. Die Schwankungen können mehrere Jahre anhalten und sich bis in die zwölf Monate nach dem letzten Blutungszyklus fortsetzen.

Die Perimenopause ist ein ganz normaler Vorgang im weiblichen Körper. Sie ist keine Krankheit!

Schau dir an, was die Grafik über die Perimenopause aussagt. Die wichtigste Beobachtung zu dieser Phase unserer körperlichen Veränderungen ist, dass es kein erkennbares Muster gibt – ganz gleich,

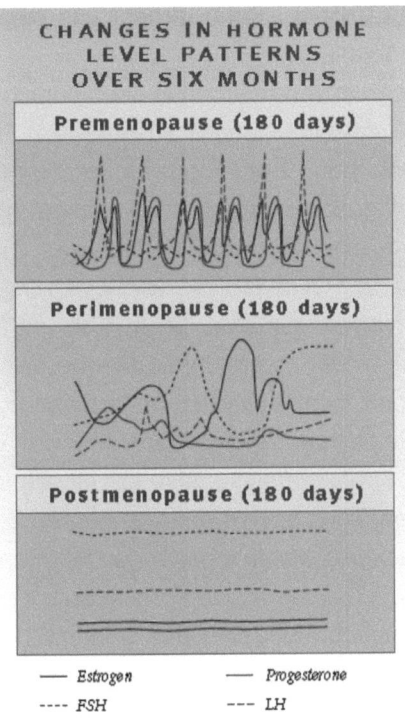

Quelle: Harvard Women's Health Watch, 1999

ob man sich einen Zeitraum von Tagen, Monaten oder Jahren ansieht. Während dieser Zeit lösen wir uns von der Regelmäßigkeit unseres monatlichen Zyklus und tauchen ab ins Unbekannte. Wir werden komplett umgekrempelt. Diese Veränderungen dauern an, bis unsere Blutungen vollständig aufgehört haben.

Wenn wir gerne Bescheid wissen, immer alles detailliert planen oder die Dinge im Griff und unter Kontrolle haben möchten, dann bieten sich uns jetzt viele Gelegenheiten zum Loslassen. Nun hat unser Körper mit seiner ganz eigenen Weisheit das Sagen. Wir können gegen die vielen

Veränderungen ankämpfen – oder lernen, uns darauf einzustimmen und mit ihnen mitzugehen.

Die erste hormonelle Veränderung in der natürlichen (im Gegensatz zu einer durch chirurgischen Eingriff ausgelösten) Perimenopause ist ein allmählicher Rückgang der Progesteronproduktion. Die Östrogenproduktion bleibt oft gleich oder steigert sich sogar noch, bis wir näher an der Menopause sind. Die Veränderung des Gleichgewichts zwischen Progesteron- und Östrogenlevel wird zwar „Östrogenüberschuss" oder „Östrogendominanz" genannt, tatsächlich hat sich aber nur der Unterschied zwischen der vorhandenen Menge der beiden Hormone vergrößert. Es kommt zu mehr Zyklen ohne Eisprung, die weniger vorhersehbar sind. Der Östrogenspiegel kann sehr weit variieren.

Wenn der Körper nun versucht, sich auf dieses veränderte Gleichgewicht einzustellen, kann das zu unangenehmen Symptomen führen, die sich durch Stress und die dazugehörigen Hormone noch verschlimmern können.

Die Fortpflanzungshormone behalten während der Perimenopause ihre wichtigen gesundheitlichen Funktionen. Sie sind wichtig für starke und gesunde Knochen und elastisches Gewebe im Bereich der Vagina und der Harnröhre.

Erfahrungen in der Perimenopause

Während der Perimenopause können Frauen einige, alle oder auch keine der folgenden Erfahrungen machen:

Völlegefühl.
Anschwellen und Empfindlichkeit der Brüste durch den relativ hohen Östrogenspiegel. Eine die Hormone ausbalancierende Diät mit aus-

reichend Vitamin B und Omega-3-Fettsäuren sowie der Verzicht auf oder die Reduzierung von Koffein kann helfen.
Kalte Hände und Füße.
Ein Gefühl von Nebel im Kopf; klares Denken fällt uns schwerer. Der logisch denkende Teil unseres Gehirns scheint für eine Weile zu schlafen, was uns dazu zwingt, uns mehr auf unsere innere Weisheit einzulassen. Es ist, als ob unsere Synapsen im Gehirn sich neu sortieren.
Starke Menstruationsblutungen.
Das Zusammentreffen eines hohen Östrogenspiegels mit dem Ausbleiben des Eisprungs führt dazu, dass der Aufbau der Uterusschleimhaut – der ja durch das Östrogen bewirkt wird – ungebremst bleibt. Das kann zu sehr starken Blutungen führen, besonders bei Frauen mit viel Körperfett (Fett fördert die Östrogenproduktion). Verschiedene Arten von Progesteron und Akupunktur können helfen.
Kommen wir unserem letzten Mondzyklus näher, sinkt der Östrogenspiegel, während gleichzeitig die Produktion des follikelstimulierenden Hormons (FSH) ansteigt. Das führt zu häufigeren Hitzewallungen (kraftvollen Energien). Ängstlichkeit, Anspannung und der Verzehr von zu viel Einfachzuckern, raffinierten Kohlenhydraten und Reizmitteln wie Kaffee können diese noch verstärken. Natürliche Östrogenpräparate sind in vielen Fällen wirksam. In der Regel verschwinden die Hitzewallungen innerhalb der ersten zwei Jahre der Postmenopause.
Frauen in stärker mit der Erde verbundenen Gesellschaften gehen auf ihrem Weg durch die Menopause viel selbstverständlicher mit diesem Phänomen um und nutzen es sogar auf positive Weise, indem sie mit Hilfe von Zeremonien die Energien als heilende Kräfte in den Körper zurücksenden. Uns wurde einmal erzählt, dass die indianischen Großmütter Frauen lehrten, sich bei Hitzewallungen in

Decken einzurollen, damit der Körper die Energien in sich aufnehmen kann.

Mit Hitzewallungen geht häufig auch nächtliches Schwitzen einher. Damit entgiftet sich der Körper.

Ein veränderter Schlafrhythmus, Schlafstörungen und Schlaflosigkeit. Hitzewallungen, Angst und eine Ernährung mit hochverarbeiteten und nährstoffarmen Lebensmitteln können dazu beitragen.

Eine unregelmäßige Periode. Die Blutungen können schwach und kurz oder besonders stark sein, sie können alle drei Monate oder öfter als sonst auftreten und auch in sehr unregelmäßigen Abständen. Wenn du damit für eine Weile leben kannst – das geht vorbei.

Weniger Lust auf Sex, was durch das Absinken des Testosteronspiegels, die sogenannte adrenale Erschöpfung oder das Dünnerwerden der vaginalen Schleimhaut verursacht sein kann. Lass zunächst deinen Hormonspiegel messen und entscheide dann, wie du am besten und sichersten damit umgehst.

Migräne-Kopfschmerzen, ausgelöst durch Ungleichgewichte im Hormonspiegel. Viele Frauen konnten sich davon durch eine zweiprozentige Progesteron-Creme befreien.

Hormonelle Veränderungen können auch zu Stimmungsschwankungen, Reizbarkeit und Depression führen. Vielleicht ist es aber auch die innere Weisheit, die unsere Aufmerksamkeit darauf lenken möchte, dass wir etwas verändern sollten.

Gewichtszunahme, besonders an Bauch und Hüften.

Hormone und Erfahrungen rund um die Menopause

Wenn wir uns der Menopause nähern, flacht sich die zuvor regelmäßig zu- und abnehmende Produktion der von der Hypophyse gebildeten Hormone FSH (Follikel-stimulierendes Hormon) und LH (Luteinisierendes Hormon) immer mehr ab und pendelt sich auf ein neues Niveau ein. Da sie als Fortpflanzungshormone nun nicht mehr gebraucht werden, können sie eine Rolle bei Veränderungen im Gehirn, also im Denken und Fühlen der Frau, spielen. Das kann eine Chance sein, sich von der grundsätzlich fürsorglichen Rolle der Mutter hin zu der neuen Rolle der Matriarchin oder der weisen Alten zu wandeln – und damit mehr freie schöpferische Energien zu haben.

Rund um die Menopause können Frauen einige, alle oder auch keine der folgenden Erfahrungen machen:

Der Verlust von Knochensubstanz kann schon mit 30 beginnen und auch durch ständige Diäten, Nährstoffmangel oder zu viel Sport hervorgerufen werden. Die hormonellen Veränderungen der Perimenopause können ihn dann verstärken. Zu den wirkungsvollsten Gegenmaßnahmen zählen eine ausgewogene Ernährung und Krafttraining mit Gewichten.

Stresshormone und ein Ungleichgewicht zwischen sympathischem und parasympathischem Nervensystem können zu leichtem bis hin zu schwerem Herzrasen führen. Das ist ein Zeichen dafür, dass du an deinem Lebensstil und in deinem Denken etwas verändern solltest. Bring mehr Leichtigkeit und Entspannung in deinen Alltag!

Auch eine trockene Vagina und Schmerzen beim Geschlechtsverkehr können in dieser Phase auftreten. Ursachen können Östrogenmangel oder eine Abnahme von Muskeltonus und Blutversorgung in diesem Bereich sein. Östrogenhaltige Cremes, Beckenbodentraining oder Visualisierungstechniken können helfen.

Hormone und Chancen in der Postmenopause

Normalerweise kommen unsere Hormone nach der Menopause zur Ruhe. Die Postmenopause ist der letzte Abschnitt im Leben einer Frau.

In der Grafik oben siehst du, dass die Hormonproduktion in dieser Phase nicht vollkommen zum Erliegen kommt, sondern sich für jedes Hormon ein gleichbleibender Spiegel einstellt.

Nun haben wir erneut die Chance, uns umzuorientieren. Von den vertrauten monatlichen Zyklen über die ziemlich unregelmäßigen und manchmal chaotischen hormonellen Schwankungen der Perimenopause sind wir jetzt im gleichmäßigen Hormonspiegel nach der Menopause angekommen. Unser neuer körperlicher Zustand braucht jetzt auch eine neue innere Haltung und Art des Umgangs mit unserem Leben und uns selbst.

SPIRITUELLE ASPEKTE DER MENOPAUSE

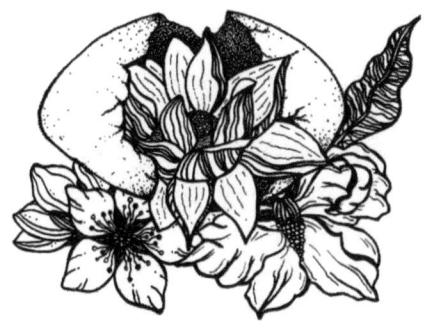

Ei der Menopause
von Bex Creasey

Die Menopause als Übergang

Wenn wir Übergangsriten als Zeremonien für Bewegungen von einer Phase in eine darauffolgende oder von einer Rolle oder sozialen Position in eine andere definieren, dann wird klar, dass auch die Menopause solche Rituale oder Zeremonien braucht, denn sie ist ein Übergang. Tritt eine Frau aus ihrer Zeit als blutende und gebärfähige Frau heraus und kann sie keine leiblichen Kinder mehr zur Welt bringen und nähren, dann bedeutet das eine gravierende Veränderung ihrer gesellschaftlichen und familiären Position.

Die Mutterrolle gilt in unseren Gesellschaften als wichtig, weil sie das Fortbestehen der menschlichen Gattung sichert. Der danach folgenden Phase unseres Lebens als Frauen bringen wir heute meist sehr viel weniger Wertschätzung entgegen. Ganz anders in traditionellen

Kulturen, in denen die soziale Position der weisen Älteren weitaus höher geschätzt wird. Dies ist die Phase, in der wir keine leiblichen Kinder mehr zur Welt bringen, sondern Wichtiges zum Leben der Gemeinschaft beitragen. Auch wenn eine Frau nicht mehr die Möglichkeit hat, leibliche Kinder zu gebären, gibt es viele Arten von Kindern, die sie zur Welt bringen kann. In der Sichtweise des Deer Tribe wandelt sich die Bestimmung einer Frau nun von der „Gebärerin eines leiblichen Kindes" zur „Gebärerin der Gemeinschaft".

Wie andere Schulen und Quellen der Überlieferung hält auch der Deer Tribe umfangreiches Wissen sowie verschiedene Sichtweisen, Heilungsmethoden und Zeremonien für den Wandel zur Zeit der Menopause für uns bereit. Sie sollen Frauen ihre Kraft und Stärke zurückgeben, um diese Lebensphase mit Schwung und Kreativität zu entdecken, damit sie sich selber und ihrer Gemeinschaft etwas zurückgeben können.

Hier ein paar Gedanken von Frauen, die die Menopause als wichtigen Übergang erlebt haben:

Annette

Ich hatte immer einen Sinn für Anlässe und Zeremonien und auch Freude daran. Es hat mir sehr eingeleuchtet, dass der Beginn und auch das Ende der Blutung wichtige Meilensteine im Leben einer Frau sind. Der Workshop zur Menopause mit seinen Übergangsriten und -zeremonien war für mich das beste Rezept, um mich positiv auf diese große Veränderung in meinem Leben einzustimmen. Im Seminar entdeckte ich, dass ich mein eigenes Drehbuch schreiben konnte, wie die Menopause für mich sein würde. Alle unerfreulichen Erfahrungen konnte ich zwar nicht verhindern. Aber es gelang mir, in allem, was ich erlebte, etwas Positives und Bestärkendes zu sehen.

Ein paar Jahre nach diesem Übergangsritual sehe ich nun, dass es entscheidend ist, wie ich selber über mein Älterwerden denke. Die Erfahrung der Rituale hilft mir dabei, die Möglichkeiten für Erfolg und Freude in diesem neuen Lebensabschnitt auszuschöpfen.

Rhonda

Eine Frau verliert weder ihre Bedeutung noch ihren Wert, wenn ihre Blutung endet. Das lehrt uns die Weisheit unserer Ahninnen. Wir brauchen die Rückkehr zu dieser Weisheit und diesem Wissen heute so sehr, denn Frauen werden mit – meist kommerziell ausgerichteten – Botschaften bombardiert, dass sie sich vor der Menopause fürchten sollten. Nur selten hören Frauen etwas über die Magie, eine Frau zu sein, die nicht mehr blutet. Die Menopause ist kein medizinisches Problem. Sie ist ein natürlicher Teil eines Frauenlebens. Sie ist auch ein Übergang; etwas, das wir würdigen sollten, anstatt es zu verstecken. Durch die Menopause kommen neue helfende Kräfte ins Leben einer Frau. Sie unterstützen und begleiten sie dabei, eine weise Frau zu werden – oder, wie ich sie gerne nenne, eine Crone, eine alte, starke und weise Frau, die auch weiterhin ihre Träume zur Welt bringt.

Was wir jetzt zum Leben erwecken können

Uns wurde über das Frausein vor allem eines beigebracht: dass wir während unserer fruchtbaren Jahre gebären können, wenn ein Ei durch die Verschmelzung mit einem Spermium befruchtet wurde. Uns ist es wichtig zu sagen: Eine Frau kann auch weiterhin eine schöpferische

Kraft sein. Sie kann andere Arten von „Kindern" zur Welt bringen – auch über ihre physisch fruchtbaren Jahre hinaus.

Unsere Hormone haben sich umgestellt, so dass wir keine leiblichen Kinder mehr versorgen müssen. Aber das, was uns als Frau von Natur aus ausmacht, bleibt bestehen. Deshalb sind wir jetzt frei dafür, viele andere Arten von „Kindern" lebendig werden zu lassen.

Stell dir vor, dass eine ganz neue Wirklichkeit beginnt, sobald du keinen Eisprung mehr hast. Wenn du dir diese Vorstellung ganz zu eigen machst, öffnen sich unbegrenzte Möglichkeiten.

Nun, da deine Blutung aufgehört hat, bist du mit den möglichen spirituellen Formen des Lebens verbunden. Hier ein paar Ideen, die dir einen Geschmack davon geben können, was du nun in die Welt zu bringen vermagst.

Kreativität

Jede Art von künstlerischer Tätigkeit lässt unsere Seele wachsen – ganz gleich, ob wir darin „gut" sind oder nicht. Das ist auch eine Möglichkeit, dem Leben etwas zurückzugeben. Kreativität ist ein natürlicher Teil von uns; sie muss nicht erzwungen werden. Wir sind von Natur aus beseelt davon, Schönheit zu erschaffen. Ob wir das in Kunstprojekten, beim Schreiben, Filmen oder Fotografieren tun, ob wir weben, malen, handwerklich arbeiten oder auch täglich kunstvoll Blumen in einer Vase arrangieren: Lass dein inneres kleines Mädchen Spaß dabei haben und das Leben lieben!

Unsere Geschichten

Wir alle tragen Geschichten in uns, die eine Wirkung haben können, wenn wir sie in die Welt hinaus senden. Erzählen wir unsere Geschichten, so kann uns das helfen, andere einzubeziehen, uns mit ihnen zu verbinden, Vertrauen herzustellen und etwas zu verändern.

„Storytelling" – Geschichten zu erzählen – ist eine Fertigkeit, die man lernen und entwickeln kann. Erzählen wir klar und eindeutig von unserem Herzen aus, können wir uns gegenseitig etwas lehren. Wir müssen allerdings ein Gefühl dafür bekommen, was wir anderen anbieten und mitteilen können, denn es gibt auch Geschichten, die anderen nicht dienlich sind; diese Geschichten müssen wir mit Hilfe unserer Weisheit erkennen.

Ein paar Geschichten finden sich gegen Ende dieses Buches. Lies sie und schau, ob du dich von ihnen angeregt und bereichert fühlst.

Reife

Die meisten Menschen denken, man reife automatisch emotional und mental, wenn man älter wird. Aber Reife hat nichts mit dem Alter zu tun. Reife braucht die Bescheidenheit und Demut, zu realisieren, dass sich nicht alles um mich selber dreht. Erwachsen zu werden bedeutet, keine Entschuldigungen mehr gelten zu lassen, die volle Verantwortung für mein Leben zu übernehmen und zu ändern, was geändert werden muss. Aus meinem inneren Wesen heraus kann ich frei entscheiden, wie ich mein Leben gestalte.

Wie können wir würdevoll reifen?

Wenn wir auf der Suche nach uns selbst sind, ist die Natur ist ein guter Ort. Sie hilft uns, uns an unsere Individualität und Einzigartigkeit zu erinnern. Gehen wir durch die Natur, können wir so sein, wie wir wirklich sind. Wir können frei sein von Bewertungen und dem Druck, uns ein- und anzupassen, dazuzugehören, gemocht und bewundert zu werden. In der Natur gibt es keine Regeln, an denen wir gemessen werden; was uns leitet, ist unser eigener Selbstwert!

Unsere Träume
Unsere Träume sind ein wichtiger Teil dessen, was wir schaffen und zum Leben erwecken wollen. Gib nie auf, dich für das einzusetzen, was du wirklich willst! Du bist nie zu alt dafür, dir ein weiteres Ziel zu setzen oder einen neuen Traum zu träumen. Du musst nicht nach den Sternen greifen, denn die Sterne sind schon in dir. Geh tief in dein Inneres! Frag dich: Welchen meiner Träume habe ich noch nicht verwirklicht?

Denk- und Verhaltensmuster, die uns gut tun
Hast du in deinem Leben schon einmal ein Denk- oder Verhaltensmuster verändert, das sich ständig wiederholte oder dir sogar schadete? Wann immer wir uns von zwanghaft wiederkehrendem oder destruktivem Verhalten befreien, erleben wir einen Energieschub, der uns neue Möglichkeiten eröffnet.

Machen wir nicht einfach so weiter wie bisher! Lösen wir uns lieber von dem, was wir nicht länger denken oder tun müssen. Wenn wir uns selbst sagen hören: „Genug, es reicht!", dann wissen wir, dass endgültig eine Grenze erreicht und die Zeit für eine Veränderung gekommen ist.

Wenn wir an dieser Grenze innehalten und auf uns selbst hören, können wir darüber bestimmen, wie wir unsere Zeit und unser Leben von nun an verbringen wollen.

Gleichgewicht
Gleichgewicht ist nichts, was wir einfach vorfinden. Wir stellen es durch unsere Lebensweise her. Wenn wir Liebe schenken, ohne etwas dafür zu erwarten; wenn wir mit den Bedürfnissen und Wünschen unseres Körpers tief verbunden sind; wenn unser Geist offen ist für neue Ideen; wenn wir unser Tun vom Feuer und der Leidenschaft unseres Inneren leiten lassen; wenn wir all das beherzigen, beginnen wir, im Gleich-

gewicht zu leben. Im Gleichgewicht zu leben schenkt uns Glück, Gesundheit, Humor, Hoffnung und Harmonie.

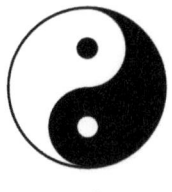

Yin und Yang

Das Gleichgewicht zwischen weiblichen und männlichen Energien, dargestellt im chinesischen Symbol für Yin und Yang, ist der Schlüssel zu Balance und innerem Frieden. Sie sind zwar einander entgegengesetzte Energien, ziehen sich aber gegenseitig an und ergänzen sich. In unserem Kapitel mit Anregungen für Zeremonien gegen Ende dieses Buches findest du Anregungen dafür, mit der Natur in Einklang zu kommen und dein inneres Gleichgewicht zu finden.

Wie wir die Menopause feiern können

Es ist wichtig, Meilensteine im Leben zu feiern. Das sollten wir nicht unterschätzen. Feiern wir gemeinsam mit anderen, können wir uns auf einer tieferen Ebene mit ihnen verbinden.

Fotos, Briefe oder andere Andenken können uns dabei helfen, uns an frühere Erfahrungen zu erinnern. Feiern wir unsere Menopause als einen Übergangsritus, dann teilen wir diese Erfahrung im Grunde genommen mit allen Frauen vor uns. Wir berühren das Zeitlose der menschlichen Seele, wenn wir eine Übergangszeremonie so feiern, wie es einige unserer Ahninnen schon getan haben.

Feiere mit deinen Freundinnen

Lade besonders auch diejenigen ein, die schon in der Postmenopause sind. Vielleicht wollt ihr in der wunderbaren Natur spazieren gehen, euch einen Tag im Wellnessbad gönnen oder mit einem leckeren gemeinsamen Abendessen feiern. Geschenke deiner Freundinnen können dir Anregungen für die neue Lebensphase geben.

Erforsche dich selber

Du kannst dir vielleicht ein paar Fragen stellen, z.B.: Wie bin ich mit meinem Leben umgegangen? Habe ich meine Zeit klug und sinnvoll genutzt? Was wünscht sich mein Herz jetzt? Was will ich nicht länger in meinem Leben haben? Warum lebe ich? Erlebe ich genug Liebe und Freude in meinem Leben?

Nimm dir Zeit für dich selbst, schreib Tagebuch, geh in die Natur und denk nach – tu, was immer du tun kannst, um dich mit deinem innersten Wesen zu verbinden. Wenn du herausgefunden hast, was du nicht länger brauchst und was du stattdessen willst, nimm deine Freiheit und innere Kraft wahr und setze es in die Tat um!

Gestalte dein eigenes zeremonielles Ritual

Ein zeremonielles Ritual zielt darauf ab, tief in unser Inneres hinabzutauchen, uns zu erforschen und uns zu wandeln. Danach können wir mit neuem Bewusstsein, stärkerem innerem Halt und neuer Kompetenz wieder zum Vorschein kommen. Die meisten Rituale haben einen Beginn, eine Mitte und ein Ende. Sie entwickeln sich wie eine Geschichte. Bau dein Ritual so auf, dass es dir eine Tür zu etwas Neuem öffnet.

Du kannst einen Raum für ein Fest schön herrichten und Frauen einladen, die du magst, die bereits in der Postmenopause sind und die mit Würde, Schönheit und Freude älter werden.

Der erste Teil des Abends könnte einem Rückblick auf deine fruchtbaren Jahre gewidmet sein. Schmück den Raum mit Symbolen für deine Projekte und dafür, wie du deine Kreativität umgesetzt hast. Wenn du Kinder hast, gehören auch Bilder von ihnen dazu. Erzähl den anderen Frauen etwas über diese Jahre – und verabschiede dich dann von diesem Teil deines Lebens.

Nun drückst du deinen Wandlungsprozess symbolisch aus. Das ist ein magischer Vorgang voller Geheimnis. Bereite dich darauf vor; vielleicht möchtest du dich mit Kräutermischungen oder Rosenwasser reinigen, ein neues Kleid anziehen oder einen Schritt über eine unsichtbare Schwelle tun. Du tust das mit dem Bewusstsein, in eine neue Lebensphase hineinzugehen. Danach begrüßen die anderen Frauen dich als eine der ihren.

Vielleicht findest du nun Worte, einen Tanz, ein Bild oder ein Symbol für die Weise Frau, die du sein wirst. Finde eine Ausdrucksweise für deine Wünsche, dafür, wie du deinen Weg gehen und älter werden willst und auf welche Weise du von jetzt an deine Kreativität ausdrücken möchtest.

Schließ diesen Abend mit einem gemeinsamen Fest ab.

SEX IN DEN WECHSELJAHREN UND DANACH

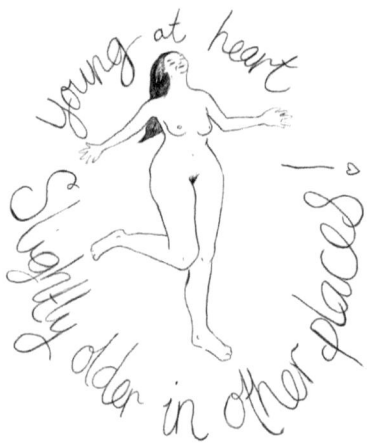

Im Herzen jung geblieben
von Rhiannon Power

Die Wirkungen der Wechseljahre sind bei jeder Frau anders. Nicht alle Frauen erleben dieselben Veränderungen; auch die Intensität der Symptome kann sich unterscheiden.

Die meisten Frauen erleben während des Klimakteriums eine Veränderung ihrer Libido. Bei den einen wächst das Verlangen nach Sex, bei den anderen wird es weniger.

Ein verminderter Östrogenspiegel kann zu einem Verlust von Elastizität und Feuchtigkeit im vaginalen Gewebe führen. Dadurch kann es zu Schmerzen beim Geschlechtsverkehr kommen. Eine Gleitcreme kann hier Abhilfe schaffen. Es gibt auch viele natürliche Nahrungsergänzungsmittel, die – als Teil einer Kur täglich eingenommen – die Elastizität und Gesundheit der Zellen fördern. Bei stärkerer Trockenheit der Vagina kann dir dein Arzt auch hormonhaltige Zäpfchen oder Cremes verschreiben, die gegen die vaginale Trockenheit wirken. Geh auf deine eigene Forschungsreise damit!

In unserer Gesellschaft dreht sich nach wie vor vieles um Jugend und Jugendlichkeit. Die Vorstellung, dass Senior*innen Sex haben, führt teilweise immer noch zu Unbehagen – manchmal sogar bei uns selber. Es gibt aber keinen Grund, weniger sexuell aktiv zu sein, wenn wir älter werden. Wir haben in unserer heutigen Zeit die Chance, Sexualität in allen Altersgruppen neu zu gestalten. Umfragen zufolge haben die meisten Männer und Frauen zwischen 50 und 80 noch viel Freude an Sex und Intimität.

Wie können wir die Gesundheit unserer Vagina während und nach den Wechseljahren erhalten? Am einfachsten ist das, indem wir sexuell aktiv bleiben, denn das regt die Durchblutung an und erhält den Tonus der vaginalen Muskeln. So bleiben auch Länge und Geschmeidigkeit der Vagina erhalten. Nutz dein Vorrecht als Weise Frau, um zu entscheiden, wie viel und welche Art von Sexualität du jetzt möchtest.

Die 40er sind gut.
Die 50er sind großartig.
Die 60er sind super.
Und 70 zu sein ist einfach
verdammt phantastisch.

Helen Mirren

INSPIRIERENDE GESCHICHTEN

Inspirierende Geschichten können zu starken Triebfedern für uns werden. Wenn wir uns niedergeschlagen fühlen, können sie uns unterstützen. Sie helfen uns, unsere Hoffnungen lebendig zu halten, und steigern unsere Lebenslust.

Wir möchten dich ermutigen, deine eigenen Geschichten zu schreiben und sie mit anderen zu teilen. Eine anregende Geschichte kann fröhlich, traurig, motivierend oder sogar tragisch sein. Durch deine Geschichten können andere neue Einsichten und Erfahrungen gewinnen und mehr über das Wunder des Lebens lernen.

Die Reise durch meine Wechseljahre
von Anne, 80 Jahre

Es begann für mich mit Ende 40, als ich im mittleren Management eines Unternehmens arbeitete. Ich hatte extreme Hitzewallungen und Ausbrüche von Nachtschweiß. Es kann ziemlich peinlich sein, während eines Team Meetings rot anzulaufen und deutlich sichtbar zu schwitzen. Damals machten wir jedes Jahr Winterferien in der Karibik, und ich fürchtete schon, mir irgendeine exotische Tropenkrankheit eingefangen zu haben.

Schließlich ging ich zu meinem Hausarzt und erzählte ihm von meinen Symptomen. Er sah mich nur an und fragte: „Wie alt sind Sie?" Da ging mir endlich ein Licht auf. Er verschrieb mir Östrogen (was damals, vor 30 Jahren, noch als ganz in Ordnung galt) und alles beruhigte sich – bis man ungefähr sechs Jahre später bei mir Brustkrebs diagnostizierte. Wow – was für ein Umbruch!
In der Zwischenzeit hatte man mich nach einem Unternehmenszusammenschluss aus meiner Firma wegrationalisiert, und mein ganzes Leben hatte sich verändert. Ich studierte an der Universität Erwachsenenbildung und hatte auch eine Ausbildung in Gestalttherapie begonnen.
Bei einem Nachsorgetermin beim Onkologen sah ich eine Stellenausschreibung, in der eine Koordinatorin für Brustkrebs-Selbsthilfegruppen gesucht wurde, deren Aufgaben Training, Supervision und Unterstützung für die Leiterinnen der Selbsthilfegruppen umfassten. Das weckte meine Aufmerksamkeit und gab mir eine völlig neue Idee davon, wer und was ich sein könnte. Von dem Moment an, als ich begriff, dass meine Wechseljahre begannen, schien alles mich auf einen neuen beruflichen Weg zu lenken, hin zu einer Karriere, die viel besser zu meinen Stärken passte als die Umgebung in einem Unternehmen.
Nachdem ich meinen Master-Abschluss gemacht und auch meine Gestalt-Ausbildung abgeschlossen hatte, verfolgte ich diesen Weg weiter, eröffnete eine Praxis als Beraterin und begann auch mit Workshops für Senior*innen. Mehr als 20 Jahre ist das nun her; was ich seitdem gelernt, geübt und als heilend und transformierend erlebt habe, hat mein Leben auf eine Weise geprägt, die ich mir damals, vor der Menopause, nicht hätte vorstellen können.
Bis Mitte 60 war ich mehrmals gestürzt und hatte mir dabei

mindestens drei Knochen gebrochen. Es stellte sich heraus, dass ich Osteoporose hatte. Zusätzlich zur Einnahme von Kalzium verschrieben meine Ärzte mir ein Medikament. Da ich es schlecht vertrug, entschied mich, es abzusetzen und einen anderen Weg einzuschlagen. Meine Forschungsreise führte mich zu taoistischem Tai-Chi, und ich ging schließlich drei- bis viermal in der Woche in einen Kurs. Das machte mir nicht nur große Freude, die Bewegungen fielen mir auch auf natürliche Weise leicht. Wenige Jahre später unterrichtete ich bereits Anfänger*innen, während ich selbst weiter lernte. Über die Jahre stabilisierte sich meine Knochendichte, und jetzt ist sie für mein Alter im normalen Bereich.

Jetzt, mit 80, bin ich körperlich besser in Form, als ich es mit 50 war. Ich fühle mich geistig rege, bin emotional im Gleichgewicht und jeden Tag in meine verschiedenen Verpflichtungen und Aktivitäten eingebunden. Ich unterrichte inzwischen Tai-Chi für Fortgeschrittene, gehe an fünf Tagen in der Woche mindestens 10 000 Schritte und leite Workshops zu Gesundheit und Wohlbefinden – sowohl drinnen als auch draußen in der Natur. In meiner zweiten Lebenshälfte habe ich herausgefunden, dass ich von Natur aus unterrichten kann: Wenn ich etwas finde, das mir guttut, möchte ich es auch an andere weitergeben. Und beim Unterrichten lerne ich wiederum selber weiter. Jetzt bin ich also immer ganz wach dafür, was meine Aufmerksamkeit als nächstes weckt, um auch weiter aktiv zu lernen und zu leben.

Ich schaue zurück und kann jetzt sehen, dass meine Reise seit der Menopause wahrscheinlich die vergnüglichste, produktivste und zufriedenste Zeit meines Lebens war – bis jetzt. Irgendwie denke ich, die Menopause ist gemeint als eine „Pause", in der wir unsere Möglichkeiten und das, was in uns verborgen liegt, neu überdenken können. In den meisten von uns schlummern viel mehr Talente, als wir glauben; aber es braucht etwas, das uns „pausieren" lässt, damit wir nachdenken und Bilanz ziehen. Die Menopause kommt eben ungefähr nach der Hälfte unserer zu erwartenden Lebenszeit – und so scheint sie ein natürlicher Moment für eine „Auszeit" zu sein; sie bringt uns dazu, langsamer zu werden, vielleicht sogar kurz innezuhalten, uns umzuschauen, möglicherweise neue Wege zu gehen und nicht einfach so weiterzumachen wie bisher.

Die Sache ist die: Wir denken, wir hätten Zeit
von Barb, 67 Jahre

Manche Beziehungen haben ein Verfallsdatum – selbst eine 36-jährige Ehe mit einem liebenswürdigen und fürsorglichen Mann, einem hingebungsvollen Ehemann und Vater.
Es war im Februar 2017. Ich war 64 Jahre alt. „Hast du den Verstand verloren?", fragten sie. „Was ist mit deinem Ehegelübde? Habt ihr es mit Eheberatung versucht?" (Ja, dreimal.) „Was ist mit deiner Rente? Wie wirst du überleben? Du wirst nie wieder einen so guten Mann wie ihn finden! Auf jeden einzelnen Mann

kommen zehn alleinstehende Frauen über 60! Warst du kürzlich mal beim Arzt ... vielleicht bist du einfach deprimiert oder gestresst?"

Drei Jahre zuvor hatte ich eine schicksalhafte, ungeplante Wiederverbindung mit meiner ersten Liebe erlebt. Er war auf eine Insel gereist – neunhundert Meilen von seinem Zuhause entfernt. Ich war hundert Meilen quer durchs Land gereist. Beide waren wir in die Stadt zurückgekehrt, aus der wir kamen, zur selben Zeit, ohne es voneinander zu wissen und aus unterschiedlichen Gründen.

„Hallo. Wie geht es dir? Schön, dich nach all den Jahren wieder zu sehen." Wir gaben uns höflich die Hand. Dann umarmten wir uns, zuerst schüchtern und dann plötzlich mit alarmierender Intensität. Aufgeschreckt lösten wir uns voneinander, schauten einander in die Augen ... die Spiegel unserer Seele ... und wussten, dass die Glut unserer Liebe als Teenager niemals erloschen war. Wir waren beide in festen Beziehungen. Er beschrieb seine so: „Ich sage es ungern, aber sie ist eher bequem als glücklich." Ich beschrieb meine mit den Worten: „Wir haben unsere Höhen und Tiefen, aber es ist uns gelungen, es 30 Jahre lang miteinander hinzubekommen."

Keiner von uns beiden hatte den Wunsch, aus unserer Partnerschaft „auszusteigen". Wir wagten nicht, es laut auszusprechen, aber wir wussten, dass unsere Herzen sich danach sehnten, zusammen zu sein. Waren wir getrennt, schmerzten unsere Seelen. Wir versuchten also, den Schmerz zu lindern, indem wir uns dann und wann mal auf einen Kaffee trafen, wenn seine Arbeit als Fernfahrer ihn zu einer Raststätte in der Nähe brachte.

„Das Problem ist: Wir denken, wir hätten Zeit." Die Wahrheit dieses Zitates traf mich irgendwann wie ein Blitzschlag. Was zum

Teufel tue ich da eigentlich? Ich bin zwar physisch bei meinem Ehemann, aber mental, gefühlsmäßig, sexuell und spirituell abwesend. Ich hatte jahrelang verzweifelt versucht, diese Tatsache zu verdrängen. Aber ich hatte keinen „guten Grund", meine Ehe aufzugeben. Was nun?
Ich stellte mir verschiedene Szenarien vor ... keines davon fühlte sich richtig gut an. Aber ich konnte das nicht verleugnen, was da immer stärker in mir anstieg. Der Konflikt ließ mich schwach, wund und zerrissen zurück. Mein Herz tat mir jedes Mal weh, wenn ich mir die klarmachte, dass meine Entscheidung zu viel Schmerz und Traurigkeit führen würde. Aber ich war mir irgendwann ganz sicher, was ich zu tun hatte – und das konnte ich mir nicht wegwünschen. Mein authentisches Selbst verlangte nach Lebendigkeit und Ausdruck.
Bei unserem nächsten Treffen sagte ich: „Ich liebe dich. Ich will mit dir zusammen sein. Ich möchte mit dir im Lastwagen leben. Ich muss meine Ehe auf gute Art und Weise beenden."
Und das tat ich.
Er öffnete mir die Tür seines Lastwagens, und ich fiel in seine Arme. Tausende von Meilen zogen vorbei, während wir Holz nach Kalifornien und Produkte nach Kanada fuhren und dann erneut den Rückweg antraten. Ich härtete genug ab, um bei 80 Meilen in der Stunde durch einen Trichter in einen Becher zu pinkeln; er wurde weich genug, um Damenwäsche und duftende Körperlotion in seiner Lastwagenkabine zu dulden – und vielleicht sogar zu schätzen.
Tagsüber rissen wir die Meilen herunter, schwelgten in Erinnerungen, sprachen über entscheidende Momente in unserem Leben, prahlten mit unseren Kindern, sangen, lachten, neckten uns, träumten unseren Traum und schimpften über verrückte Fahrer.

*Nachts fielen wir in die Koje, eng umschlungen, fühlten, rochen und schmeckten einander. Manchmal mit feuchtheißem, hungrigem, prallem Sex, der uns bis an unsere Grenzen drängte. Und manchmal kosteten wir nur mit langen, tiefen, langsamen Küssen aus, wie wir gleichzeitig ein- und ausatmeten. Immer waren wir zärtlich, dankbar und empfanden seelenvolle Glückseligkeit.
Vier Monate später war er gegangen. Die kanadische Polizei fand seinen Körper im Lastwagen. Er war im Schlaf gestorben, während ich mich in Arizona auf eine persönliche Visionssuche vorbereitete.
Meine Liebe war verloren. Mein Traum hatte sich aufgelöst. Ich hatte kein Zuhause mehr. Mein Ein und Alles war verloren. Was jetzt?
Die Tiefe und Weite und die Dunkelheit meiner Trauer waren unvorstellbar. Sie betäubte alles bis auf den Schmerz in meinem Herzen. Leere war meine konstante Begleiterin. Ich trug die Unermesslichkeit dieser Leere drei Monate lang in meinem Wesen, in meinem Schoß. Eines Tages fühlte ich plötzlich eine Regung und eine Ausdehnung in meinem Inneren. „Was ist das?", wunderte ich mich. Die Antwort kam sofort. Ich erinnerte mich plötzlich eindringlich an einen entscheidenden Moment während der drei intensiven Tage meiner Visionssuche: Damals hatte es einen Punkt gegeben, an dem ich wieder und wieder die Worte schluchzte: „Ich entscheide mich für das Leben!"
Die Regung und Ausdehnung in meinem Inneren formten sich zum Handeln im Außen. Zu meinem großen Erstaunen (und schließlich auch zu meiner Freude!) kaufte ich ein zwanzig Jahre altes Wohnmobil, las die Bedienungsanleitung und lenkte es nach Süden.
„Bist du übergeschnappt?", fragten sie. „Eine Frau kann doch*

nicht diesen ganzen Weg alleine fahren! Wovor rennst du weg? Weißt du nicht, dass du dich selbst überall mit hin nimmst? Wonach suchst du?"

Ich fuhr zweitausend Meilen. Manchmal schluchzte ich beim Fahren; manchmal rockte ich auch zu Radiomusik laut ab. Ich fuhr mit fest ums Lenkrad geklammerten Händen durch den Grand Canyon; tauchte ausgiebig in die heißen Quellen von Palm Desert; sang zum Vollmond über dem Colorado; campte alleine in der Wüste von Arizona und wanderte in Sedona. Dreimal hielt ich bei seinen Lieblings-Truckstops an, um seine Asche zu verstreuen und ihm Küsse hinterherzuschicken.

Ich erwarb den Weißen und Grünen Gürtel und den Grünen Gürtel mit dem Ersten Streifen im Kung Fu. "Warum fängst du damit in deinem Alter an?", fragten sie. "Hast du keine Angst, dir etwas zu brechen?"

Silvester 2017. Ich war 65. "Haben Sie eine gute Krankenversicherung?", fragte der ernste junge Mann. "Wie alt sind Sie? Sie werden eine Haftungsverzichtserklärung unterschreiben müssen." Und dann gurtete er mich fest für den ersten Flug meines Lebens. Ich flog im Hängegleiter über das San-Bernardino-Tal ... wollte mehr ... wollte schneller und weiter fliegen als jemals zuvor.

Jetzt verstehe ich die magischen Transformationen, die diese Veränderungen mich lehrten: Sein Tod entfachte mich zum Leben.

ZEREMONIEN GESTALTEN

Wie wir uns mit der Natur verbinden und uns in Einklang mit ihr bringen

von Karin

Wann immer wir Frauen unser wahres inneres Wesen finden wollen, müssen wir tief in uns gehen und uns mit unserer inneren Wahrheit und unserer Weisheit verbinden. Zu ihnen haben wir immer Zugang.

Verbinden wir uns mit der Weisheit unseres Schoßes, dann finden wir Halt und Unterstützung bei der Großen Mutter – Großmutter Erde. Um Zugang zu den inneren Räumen unserer tieferen Gefühle, Wahrheiten und Werte zu finden, müssen wir unser alltägliches Leben mit seinen Menschen und Ereignissen hinter uns lassen.

Der direkteste Weg zu dieser Verbindung öffnet sich uns, wenn wir in die Natur gehen. Die Natur ist unsere größte Lehrerin. Wir kommen aus der Natur; wir sind ein Teil der Natur. Die Natur lehrt uns, unser eigentliches Wesen zu finden, uns keine Gedanken darüber zu machen, wie wir aussehen, was andere über uns denken und ob wir geliebt werden oder nicht. Verbringen wir Zeit in der Natur, können wir entspannen und uns ganz offen so zeigen, wie wir sind.

Mit einer Zeremonie in der Natur können wir uns mit den vier Elementen in Einklang bringen – Wasser, Erde, Wind und Feuer – und eine starke Verbindung mit der Erde herstellen.

In unserer Sichtweise korrespondieren die Elemente mit unseren inneren Eigenschaften und Qualitäten: Die Einstimmung auf Wasser kann uns bei der Heilung unserer Emotionen helfen; die Verbindung mit der

Erde gibt uns den Halt, den wir brauchen, um innerlich loslassen und schauen zu können, was sich ändern muss; den Windgeistern zuzuhören kann den Verstand öffnen und Klarheit bringen; und der Tanz mit dem Feuer kann Weitblick schaffen und den Geist weit werden lassen.

Hier ein paar einfache Wege, um sich mit den vier Elementen und den ihnen entsprechenden Aspekten des Menschseins zu verbinden:

Wasser / Emotionen

Setz dich an ein Flussufer, schau flussabwärts und lass die Schmerzen deines Herzens, deine Erwartungen und alle emotionalen Themen los, die du mit dir herumträgst. Erkenne und benenne sie, fühl dich in sie hinein und gib sie dann an das fließende Wasser ab. Lass das Wasser deine alten Verwundungen wegtragen. Dann dreh dich um, schau flussaufwärts und öffne dich für ganz neue Chancen und Möglichkeiten.

Erde / Körper und Materie

Leg dich mit dem Bauch nach unten auf einen warmen Stein oder auf die Erde, fühl die Kraft der Erde in deinem Schoß, fühl ihren Herzschlag, geh tief in dich hinein und beobachte dein Inneres. Vertraue deinen Gefühlen und deiner inneren Stärke. Finde heraus, welche Muster in deinem Leben sterben müssen und welche Veränderungen es braucht, damit du stärker und lebendiger wirst. Fühl die Stabilität des Steins oder der Erde unter dir, nimm sie tief in dich auf und erlaube ihr, dich beim Durchführen deiner Veränderungen zu unterstützen.

Wind / Geist und Verstand

Steig auf einen Berg oder einen Hügel, schreib deine Wünsche auf Papier. Sie könnten eine neue Arbeit, einen Partner oder Heilung umfassen – oder den Mut, zu tun, was du tun willst. Häng dann das Papier an einen Baum, wie die Buddhisten es manchmal mit ihren Gebetsfahnen tun, so dass die Windgeister wissen, welches deine Wünsche sind. Dann lass deine Wünsche los und sei offen dafür, was sich entfaltet.

Feuer / Spirit – Seelenkraft

Setz dich vor eine Kerze oder ein Feuer und stell dir vor, alle von außen kommenden Normen und Erwartungen hinter dir zu lassen – auch die, die du in der Vergangenheit selber übernommen hast. Lass deinen Blick auf dem Feuer ruhen und verbinde dich mit seinem unablässigen Drang, hell zu lodern. Träum dich in eine neue Vision deines Lebens – voller Freude, Kreativität, Energie, Sinnhaftigkeit und Absicht.

Besondere Ritualzeiten

Es gibt besondere Zeiten für deine Zeremonien, die deine Intentionen unterstützen. Du kannst sie zum Beispiel durchführen, wenn die Schleier zwischen den sichtbaren und den unsichtbaren Welten sich lüften und Magie und Mysterium gegenwärtig sind; im Zwielicht etwa, wenn die Sonne auf- oder untergeht, bei Vollmond oder Neumond, oder beim Wechsel der Jahreszeiten zu den Tagundnachtgleichen und Sonnenwenden.

Lass alle Erwartungen in Bezug auf das, was geschehen soll, los und genieß deine Zeit in der Natur. Erlaube ihr, sich dir als dein Zuhause zu offenbaren, das dich immer und auf jede erdenkliche Weise willkommen heißt!

Den letzten Mondzyklus ehren – eine schamanische Zeremonie

von Razel

Die Intention dieser Zeremonie
Die Vollendung deiner Zeit als blutende Frau, die du einmal warst, zu würdigen und die nicht blutende Frau, die du jetzt bist, voll und ganz anzunehmen und zu feiern.

Was du dafür brauchst
vier rote Steine (roter Jaspis ist ein guter Stein dafür und er ist leicht zu finden)
zwölf Maiskörner
eine große Schüssel oder eine Kanne, gefüllt mit sauberem Wasser
vier Blumen – rot und/oder rosa
einen Becher zum Gießen
einen kleinen Spaten oder ein Werkzeug zum Graben
einen Kompass
einen großen Korb oder Behälter für alle Gegenstände auf dieser Liste
wenn du möchtest: eine Mischung reinigender Pflanzen (getrocknet) – Weißer Salbei *(Salvia apiana)*, Lavendel und Zeder – einen langen Anzünder, eine Schale zum Verbrennen.

Schritte deiner Zeremonie

Schritt 1 – Finde deinen Kraftplatz
Finde einen privaten und sicheren Ort draußen in der Natur. Wähle

einen heiligen Platz aus, an dem du nicht gestört wirst und an dem du deine Steine vergraben kannst.

Schau dich um, nimm die Schönheit oder die Energie des Ortes auf, den du dir ausgesucht hast, und prüfe noch einmal, ob er sich für dich wirklich gut anfühlt.

Schritt 2 – Segne deine Gegenstände

Leg alle deine Gegenstände in einen großen Korb oder Behälter und ...

heb sie Richtung Himmel und Sonne, verbinde dich mit diesen Energien und bitte die reinigende Energie der Sonne und der Luft, dich und deine Gegenstände zu segnen.

leg sie auf die Erde, verbinde dich mit der Erde und bitte die Stabilität und nährende Kraft der Erde, dich und diese Gegenstände zu segnen.

halte deinen Korb vor deinen Bauch. Nimm drei tiefe Atemzüge und verbinde dich mit deinen eigenen inneren Kraftquellen und den größeren Kraftquellen (manche Menschen nennen sie Gott, Göttin, das Universum oder die Quelle – benenne sie so, wie es für dich Sinn und Bedeutung hat). Wenn du dich mit deinem Innern und dem Größeren verbunden hast, bitte um Weisheit und Güte und den Segen für dich und deine Gegenstände.

Falls du die reinigenden Pflanzen mitgebracht hast, leg sie in eine Schale zum Verbrennen. Entzünde die Mischung, bis sie raucht, und reinige dich selbst und alle Gegenstände, die du in der Zeremonie verwenden wirst, mit dem Rauch.

Schritt 3 – Verbinde dich mit den Blumen

Leg die vier roten Blumen in die Wasserschale. Die Blumen repräsentieren deine Tage und Erfahrungen als blutende Frau. Nimm dir einen Moment, um deinen Blick auf der Schönheit dieser Blumen ruhen zu lassen. Spüre das Fließende, Flüssige des Wassers, sein Wesen als

Lebenselixier für alles auf diesem Planeten. Höre den Botschaften zu, die von den Blumen und dem Wasser zu dir kommen, welche es auch sein mögen.

Schritt 4 – Lege einen Steinkreis
Lokalisiere mit deinem Kompass die vier Haupthimmelsrichtungen: Osten, Westen, Süden und Norden.

Bilde mit deinen vier roten Steinen ein Medizinrad. Lege einen Stein in den Osten, einen Stein in den Westen, einen Stein in den Süden, einen Stein in den Norden.

Verbinde dich mit der Erde. Ruf die Energien jeder der Himmelsrichtungen an und bitte sie um ihren Beistand, während du die Steine legst. Bitte die vier Steine und Großmutter Erde, ein stabiles Gefäß für deine Durchführung der Zeremonie zu sein.

Falls du die Mischung aus den drei Pflanzen hast, entzünde sie und reinige den Raum mit dem Rauch.

Schritt 5 – Bete von der Mitte deines Kreises aus
Stell dich in die Mitte deines Medizinrades aus vier roten Steinen und sprich mit Spirit – mit der Kraft deiner Seele – über deine Absicht, deine Träume zu würdigen: den der blutenden Frau, die du einst warst, und auch den der nicht blutenden Frau, die du jetzt bist.

Bitte um das Erwachen deiner inneren Weisheit, bitte darum, dass die Kraft deines Schoßes von neuem geboren wird und du alle negativen Programmierungen loslassen kannst, die auftauchen.

Nimm dir etwas Zeit für dieses Gebet und deine Bitten. Geh tief in dich, werde ganz still. Sprich aus deinem Schoß heraus über das, was du jetzt weißt. Löse dich von allem, von dem du dich lösen musst, um auf kraftvolle und inspirierte Weise nach vorne zu gehen. Würdige, von wo du kommst, und träum dich in die Frau hinein, die du wirst.

Schritt 6 – Bete in alle Himmelsrichtungen

Nimm die Hälfte des Lebenselixiers Wasser aus deiner Blumenschale und geh zu jedem der vier Steine – in der Reihenfolge, in der du sie hingelegt hast. Gieß ein wenig Wasser auf jeden Stein. Sprich währenddessen Gebete der Dankbarkeit und bitte darum, Altes loslassen zu können. Hier sind einige Vorschläge zur Inspiration, doch du solltest deine eigenen Worte für die Gebete finden.

Osten

Danke beim Stein des Ostens für deinen Spirit, die Flamme deiner Seele und deine Leidenschaft als blutende Frau, die du warst. Erlaube es deinem *Spirit,* weit zu werden und mit dem Adler aufzusteigen. Erkenne und verstehe die Einsichten, die jetzt vielleicht aufblitzen und die dein Leben erhellen. Bete um Leidenschaft und Lebenslust.

Westen

Danke beim Stein des Westens für deinen wunderbaren Körper, der die Eizellen bereithielt und blutete. Geh nach innen und lausche dem Wissen deines Körpers. Lass Wandel zu. Bitte um Stabilität und volle Gesundheit in deinem Körper.

Süden

Danke beim Stein des Südens für das Blut selbst und alles, was es für dich enthielt. Sei dir gewiss, dass es etwas Größeres als dich selber gibt. Sei einfach, wer du bist – mit offenem Herzen. Bete um die fließende Qualität der Durchlässigkeit und des Gebens in deinen Emotionen.

Norden

Danke beim Stein des Nordens für deine offene und aufgeschlossene Sichtweise auf diese Phase deines Lebens. Danke für deine Reise als blutende Frau. Bete darum, offen und frei denken zu können und in Balance und Harmonie zu bleiben.

Schritt 7 – Kehr zur Mitte deines Kreises zurück
Wenn du deine Gebete an den vier Steinen abgeschlossen hast, setz dich wieder in die Mitte deines Kreises und richte deinen Blick nach Süden. Erlaub dir, still zu sein und deiner inneren Weisheit zuzuhören. Spür genau in dich hinein: Empfindest du noch Trauer oder Verlustgefühle darüber, die Zeit deiner Mondblutungen und diese Phase deines Lebens hinter dir zu lassen? Sprich laut aus, was du in dir gefunden hast – und nun willens und fähig bist loszulassen. Was immer du nicht mehr brauchst – lass es in dem zeremoniellen Kreis zurück, den du geschaffen hast.

Schritt 8 – Begrabe den roten Stein des Ostens in einem kleinen Loch
Geh dorthin, wo du deinen roten Stein im Osten hingelegt hast. Grabe dort ein kleines Loch. Leg deinen roten Stein des Ostens hinein.

Während du das tust, stell dir vor, dass der Stein ein Samenkorn repräsentiert, das du einpflanzt. Wenn es noch etwas in dir gibt, was losgelassen werden soll – lass es gehen.

Leg drei Maiskörner in das Loch. Stell dir vor, du pflanzt diese Maiskörner, damit sie sicher von der Erde getragen werden, als ob sie schwanger mit ihnen sei – mit den neuen Kindern, die du gebären wirst. Feiere die Kinder, die noch geboren werden!

Nimm die zweite Hälfte des Lebenselixiers Wasser und gieße etwas davon auf die Maiskörner, um sie zu nähren. Während du dies tust, erlaub dir selber, dich in die Energie dieser Himmelsrichtung und in das Potential all der Kinder, die du nun gebären kannst, hineinzuträumen. Dies ist eine stille Zeit des Träumens für dich.

Wenn du das Gefühl hast, dass die Zeit deines Träumens abgeschlossen ist, füll das Loch mit Erde.

Sprich die folgenden Worte (oder finde deine eigenen): „Heiliges

Universum und alles, was weiblich ist. Danke für meinen schönen, weiblichen Körper. Danke für meine Jahre als blutende Frau. Danke für die Zeit, in die ich nun hineingehe – als Frau mit neuem Potential für das Gebären ‚anderer Kinder'. Möge ich Schönheit, Kraft, Stärke und meine Träume in diese Welt hineingebären. Ich habe gesprochen."

Leg eine der Blumen der Schönheit auf das mit Erde bedeckte Loch.

Schritt 9 – Begrabe den roten Stein des Westens in einem kleinen Loch

Geh dorthin, wo du deinen roten Stein im Westen hingelegt hast.
Wiederhole alle Schritte, die oben beschrieben sind.

Schritt 10 – Begrabe den roten Stein des Südens in einem kleinen Loch

Geh dorthin, wo du deinen roten Stein im Süden hingelegt hast.
Wiederhole alle Schritte, die oben beschrieben sind.

Schritt 11 – Begrabe den roten Stein des Nordens in einem kleinen Loch

Geh dorthin, wo du deinen roten Stein im Norden hingelegt hast.
Wiederhole alle Schritte, die oben beschrieben sind.

Schritt 12 – Schließ deine Zeremonie ab

Wenn du diese Schritte bei allen vier Himmelsrichtungen vollbracht hast, stell dich noch einmal in die Mitte deines Kreises. Danke allen Kräften, die kamen, um dich zu unterstützen, und lass sie gehen.

Hinterlasse den Ort schöner, als du ihn vorgefunden hast. Sei dir gewiss, dass dieses Loslassen des Alten und das Zum-Leben-Erwecken des Neuen in Schönheit geschehen ist.

Vielleicht möchtest du deine Einsichten aufschreiben.

Erlaub dir sieben Tage für eine Zeit des Träumens, bevor du mit irgendjemandem über deine Zeremonie sprichst. Und auch danach behalte mindestens einen Bestandteil deiner Zeremonie für dich und teile ihn nur mit deinem inneren Selbst.

WIE GEHT ES WEITER?

Sorge gut für dich selber

Wenn wir uns gut um unseren Körper, unsere Gesundheit und unser geistiges Wohlergehen kümmern, fühlen wir uns nicht nur besser, sondern sind auch auf die Dauer leistungsfähiger. Es ist nicht selbstsüchtig, uns selber zu lieben, für uns zu sorgen und unser eigenes Glück sehr wichtig zu nehmen.

Selbstfürsorge passiert nicht einfach so; wir müssen uns ihr ganz bewusst widmen. Sie beginnt mit unseren körperlichen Bedürfnissen und bedeutet, dass wir genug Schlaf bekommen, gesund essen und uns regelmäßig bewegen. Das überträgt sich auch darauf, wohin wir unsere Zuwendung und Aufmerksamkeit richten.

Sind wir jünger, dann sind wir hormonell darauf ausgerichtet, uns um andere zu kümmern. Selbst nachdem unsere Hormone im ruhigen Strom der Postmenopause angekommen sind, befinden wir uns möglicherweise immer noch in einem Automatismus, der uns dazu bringt, uns um andere zu kümmern. Obwohl wir nie aufhören werden, für andere da zu sein, ist es nun auch Zeit, für uns selber zu sorgen.

Falls du eine der glücklichen älteren Frauen bist, die das schon herausgefunden haben – Glückwunsch! Du bist ein Vorbild für uns alle! Wenn du zu denen von uns gehörst, die langsamer lernen: hier ein paar Ideen, die du in Betracht ziehen könntest.

Pflege deinen Freundinnenkreis

Unsere Mütter sprachen in der Regel mit niemandem darüber, was mit ihnen während der Wechseljahre geschah. Heute ist es jedoch üblicher, sich über diese Veränderungen im Leben auszutauschen.

Deine Gefühle, Ängste und Sorgen rund um die Menopause mit deinen Freundinnen zu teilen, ist mit das Gesündeste, was du für dich tun kannst. Sie machen selbst wahrscheinlich gerade Ähnliches durch. Vielleicht erleben sie nicht dasselbe wie du. Aber ihre Erfahrungen können dir dabei helfen, einen guten Weg durch das zu finden, was du erlebst. Und vielleicht bestätigen sie deine eigenen Erfahrungen oder Gefühle.

Laut einer Studie der Universität von Michigan führen enge Bindungen zwischen Frauen zu einem höheren Progesteronspiegel – und dieses Hormon reduziert Stress. Es ist also gut, dich an deine Freundinnen zu halten und sie so oft wie möglich zu sehen.

Es stärkt uns, persönlich Frauen zu kennen, die durch ihren Weg durch die Menopause an Reife gewonnen haben.

Informier dich

Es ist klug, deine eigenen Nachforschungen anzustellen und möglichst viel über die Veränderungen und Phasen, die du erlebst, herauszufinden. Wir sind alle unterschiedlich und müssen in der Lage sein, unsere eigenen Entscheidungen zu treffen – und zwar basierend auf dem Wissen darüber, was für uns funktioniert.

Neue Chancen voll und ganz wahrzunehmen oder alte Muster zu verändern – kurzfristig kann das wehtun. Aber langfristig kann das zu sehr viel Freude führen. Wenn du deine Liebe zu dir selber lebst, ohne dich dafür zu entschuldigen, bemerkst du vielleicht, dass du sicherer wirst. Diese Sicherheit entsteht, wenn du weißt, dass du selbst dein Leben zum Guten hin verändern kannst.

BÜCHER

Bücher können eine großartige Quelle des Trostes und der Unterstützung sein. Von den vielen auch auf Deutsch erhältlichen Büchern, die es über die Menopause und die Zeit danach gibt, sind diese hier unsere Favoriten:

Weisheit der Wechseljahre
von Dr. Christiane Northrup

Dr. Northrups Buch untersucht die Menopause aus einer medizinischen und weiblichen Perspektive. Die Autorin sieht den Wandel, den Frauen durchmachen, nicht einfach als eine Sammlung physischer Symptome, die man in Ordnung bringen muss. Für sie ist die Menopause eine vollständige geistig-körperliche Revolution, die uns die größte Chance für Wachstum seit unserer Jugend gibt. Dr. Northrup bietet auch Seminare und Online-Workshops an.

Frauenheilbuch: Naturheilkunde, medizinisches Wissen und Selbsthilfetipps für eine ganzheitliche Frauengesundheit
von Heide Fischer

Dieses Handbuch der Ärztin Heide Fischer ist ein unentbehrliches Nachschlagewerk für gesundheitsbewusste Frauen.

Wechseljahre – Mit Achtsamkeit sexuell und spirituell neu starten
von Diana Richardson und Janet McGeever

Die Autorinnen beschreiben eine tantrische Sichtweise, um die verborgenen Gaben der Menopause zu entdecken. Das Buch umfasst viele praktische Vorschläge zur Selbsthilfe sowie Meditationen und tantrische Übungen für Paare und Einzelne. Diana Richardson bietet Seminare in der Schweiz an (www.loveforcouples.com).

Die Wolfsfrau – Die Kraft der weiblichen Urinstinkte

Clarissa Pinkola Estes glaubt, dass eine Frau nur stark, gesund, kreativ und glücklich sein kann, wenn sie zu den Wurzeln ihrer instinktiven Natur zurückfindet – zur „Wolfsfrau", der wilden, ungezähmten Urfrau in ihr. Rund zwanzig Mythen, Märchen und Geschichten aus den verschiedenen Kulturkreisen dieser Welt erzählt und analysiert die Autorin, damit Frauen wieder zu ihren instinkthaften Eigenschaften finden.

Bücher mit einem Bezug zu Mondzyklen und Übergangsriten

Song of the Deer, The Great Sundance Journey of the Soul von Thunder Strikes und Jan Orsi, Jaguar Press, 1999

Shamanic Wheels and Keys, Vol. I, DTMMS, 1994, zu beziehen über https://dtmms.org/

Sieben Pfeile von Hyemeyohsts Storm, Fink, 2008

Gesang des Heyoehkah – Die große Saga einer Visionssuche von Hyemeyohsts Storm, Ansata, 1984

Lightningbolt von Hyemeyohsts Storm, Ballantine Books, 1994

WEITERE QUELLEN

Bei der Suche im Internet findest du vielleicht weitere Möglichkeiten der Begleitung und Orientierung, die dich ansprechen: Seminare, Workshops oder Treffen, persönlich oder online. Hier dazu noch ein paar Hinweise von uns auf Angebote, die wir wertvoll finden:

School of Lost Borders
(wörtlich: Schule der verschwundenen Grenzen)
www.schooloflostborders.org

Die *School of Lost Borders* setzt sich dafür ein, dass es eines Tages für alle Menschen auf der Erde sinnvolle Übergangsriten gibt. Angesichts des gegenwärtigen Zustands unseres Planeten und der unglaublichen Herausforderungen für jede und jeden Einzelnen ist das Wiederaufleben alter Weisheit auf der ganzen Welt sehr ermutigend. Die *School of Lost Borders* fühlt sich der Förderung dieser Bewegung verpflichtet und engagiert sich weltweit dafür, Leiter*innen und Kolleg*innen zu unterstützen und auszubilden.

Deer Tribe Metis Medicine Society
(Deer Tribe Metis Medizin Gesellschaft – kurz: Deer Tribe)
www.dtmms.org

Der Deer Tribe ist eine Organisation, die einen spirituellen Pfad unterstützt, der Teachings, Zeremonien und Werkzeuge bereitstellt, die Menschen in ihrem Streben nach Wachstum und Entwicklung nutzen können. Der Deer Tribe ist die moderne Vertretung einer sehr alten Erblinie des heiligen Wissens universeller Gesetze, der zeremoniellen Alchemie, der Heilungsmethoden, der Verbindung und Kommunikation mit den Elementen der Natur, der Magie, des kontrollierten Träumens, des spirituellen Erwachens und der Bestimmung.

Er hält ein reiches Reservoir des Wissens und der Zeremonien für Übergangsriten bereit.

Internetpräsentation zur Menopause von Razel
https://friendsofthedeertribe.org/product/menopause-as-a-rites-of-passage-razel-wolf-video-2/

Diese kurze Videopräsentation kann mit Freundinnen geteilt werden. Sie enthält eine einfache Übersicht zu einer schamanischen Sichtweise auf diese Phase unseres Lebens.

Wenn du Karin Linnander persönlich kontaktieren möchtest, dann gerne unter folgender E-Mail-Adresse:
KarinMLinnander@gmail.com

Künstlerinnen, die zu diesem Buch beigetragen haben:

Rhiannon Power: www.rhiannonpower.com
Anne Cart: www.anne-cart.de
Bex Creasey: www.bexcreasey.com
Mel Cupitt: melcupitt@yahoo.com.au

ABSCHLIESSENDE BEMERKUNG VON KARIN UND RAZEL

Liebe Leserin, lieber Leser,

Wir kommen nun zum Ende unseres kleinen Buches. Wir hoffen, du hast etwas gelernt, etwas gewonnen und bist bereichert durch das, was du gelesen hast.

Das Geschenk der Menopause erfüllt uns mit Leidenschaft. Für diejenigen von uns in weiblichen Körpern birgt diese Zeit die Chance, auf neue Art zu gebären und Leben in die Welt zu bringen. Wir wissen, dass dieses Neue uns Freude und Erfüllung bringen kann und auf jeden Fall die Welt um uns bereichert.

Bitte untersuch das Thema weiter für dich und geh auf deine eigene Forschungsreise. Finde heraus, was du dafür brauchst, um dies zu einer Zeit der Hoffnung und des Gleichgewichtes in deinem Leben zu machen. Wir, die weisen Frauen, sind in dieser Zeit dazu aufgerufen, unsere einzigartigen Gaben zu feiern und unsere Schönheit zu teilen.

Wir wünschen dir alles Gute für deine weiteren Entdeckungen und dein Erstrahlen.

Karin und Razel